ulmer

Claudia Ritter

Wildes IM GLAS

Wildkräuter & Wildfrüchte haltbar machen

INHALT

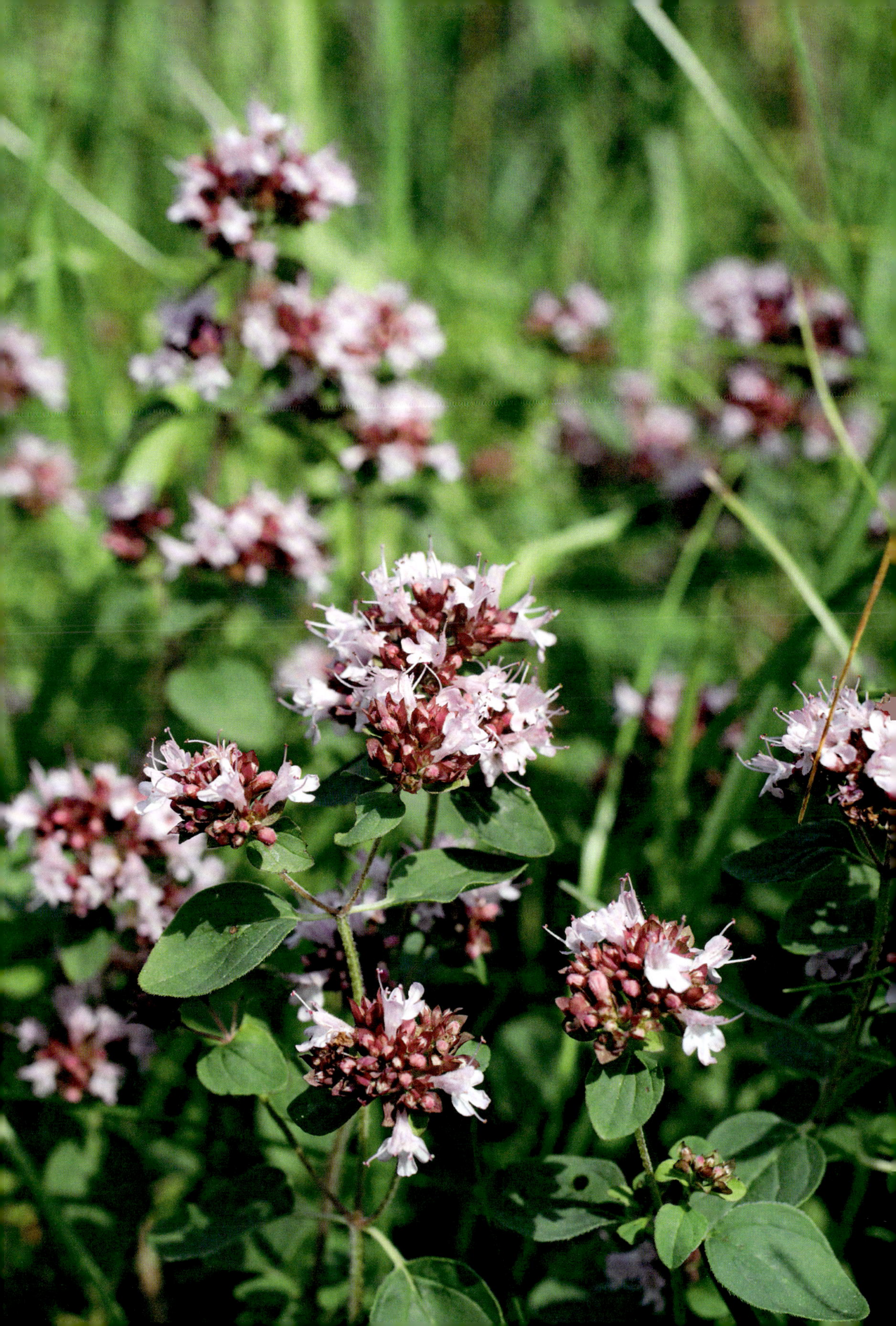

BORN TO BE WILD – LUST AUF SELBSTGEMACHTES

Wenn ich ein neues Manuskript schreibe, dann überlege ich zuerst, wer denn einen Nutzen von dem Buch haben soll. Nun, diesmal sind alle Selbstversorger – und solche die es werden wollen – an der Reihe, die ich mit dem Thema Vorratshaltung und einer breiten Rezeptpalette inspirieren möchte. Doch nun geht es nicht um das bekannte Eingelegte aus dem Garten. „Born to be wild" ist das Motto dieses Buches – es geht also um essbare Wildfrüchte, -kräuter und Triebe, mit denen die Vorratskammer aufgefüllt werden soll.

Mir persönlich bereitet es eine riesige Freude, mit dem Essbaren am Wegesrand zu experimentieren und es haltbar zu machen.

Zwar bin ich grundsätzlich der Meinung, dass jeder von uns größtenteils frische Nahrung zu sich nehmen sollte. Aber jede Konservierungsmethode hat auch ihre Berechtigung. Die Vielfalt der Möglichkeiten des Haltbarmachens wie auch der Zeitgeist zu Regionalität, Nachhaltigkeit und Selbermachen geben althergebrachten Konservierungsmethoden derzeit einen neuen Schwung. Soziale Bewegungen wie „Fridays for Future" oder „Zu gut für die Tonne" und steigende Preise für Lebensmittel und Energie motivieren viele Menschen, ihre Lebensweise zu überdenken und nachhaltiger zu haushalten.

WILDE SCHÄTZE AM WEGESRAND

Der Artenreichtum an essbaren Wildpflanzen wird in Europa auf rund 2000 geschätzt. Im Frühjahr und Sommer sind naturnahe oder brachliegende Wiesen Lebensraum zahlreicher Pflanzen. Viele davon sind essbar: Löwenzahn, Wegeriche, Klee, Labkraut, Schafgarbe, Sauerampfer, Wiesenschaumkraut sind nur einige Beispiele. An feuchten Standorten sowie entlang von Bach- und Uferzonen finden sich Mädesüß, Blutweiderich, Brennnessel und viele weitere essbare Pflanzen.

Der Sommer ist die Zeit, um Dost, Quendel, Beifuß und generell Pflanzen mit ätherischen Ölen zu ernten.

Auch Hecken schmecken! Himbeeren, Sanddorn, Weißdorn, Schlehe, Berberitze, Holunder oder Hasel reifen ab dem Spätsommer und sind nur einige Beispiele für nutzbare Wildpflanzen. Der Wald lockt im Frühjahr mit neuen Baumtrieben, im Sommer mit Heidel- oder Preiselbeeren, im Herbst mit Brombeeren und einer Vielzahl an Pilzen. In der Natur wachsen jedoch Genießbares und Ungenießbares, manchmal auch Giftiges nebeneinander. Deshalb ist es wichtig, die Pflanzen genau zu kennen. Im Zweifel helfen geführte Kräuterwanderungen oder Bestimmungsbücher weiter.

Die Rezepte in diesem Buch erfordern einige Grundkenntnisse über das Konservieren. Die wichtigen Aspekte habe ich auf den nachfolgenden Seiten zusammengefasst. Aber das Allerwichtigste ist die Lust aufs Ausprobieren und die Liebe zu Selbstgemachtem.

Ihre Claudia Ritter

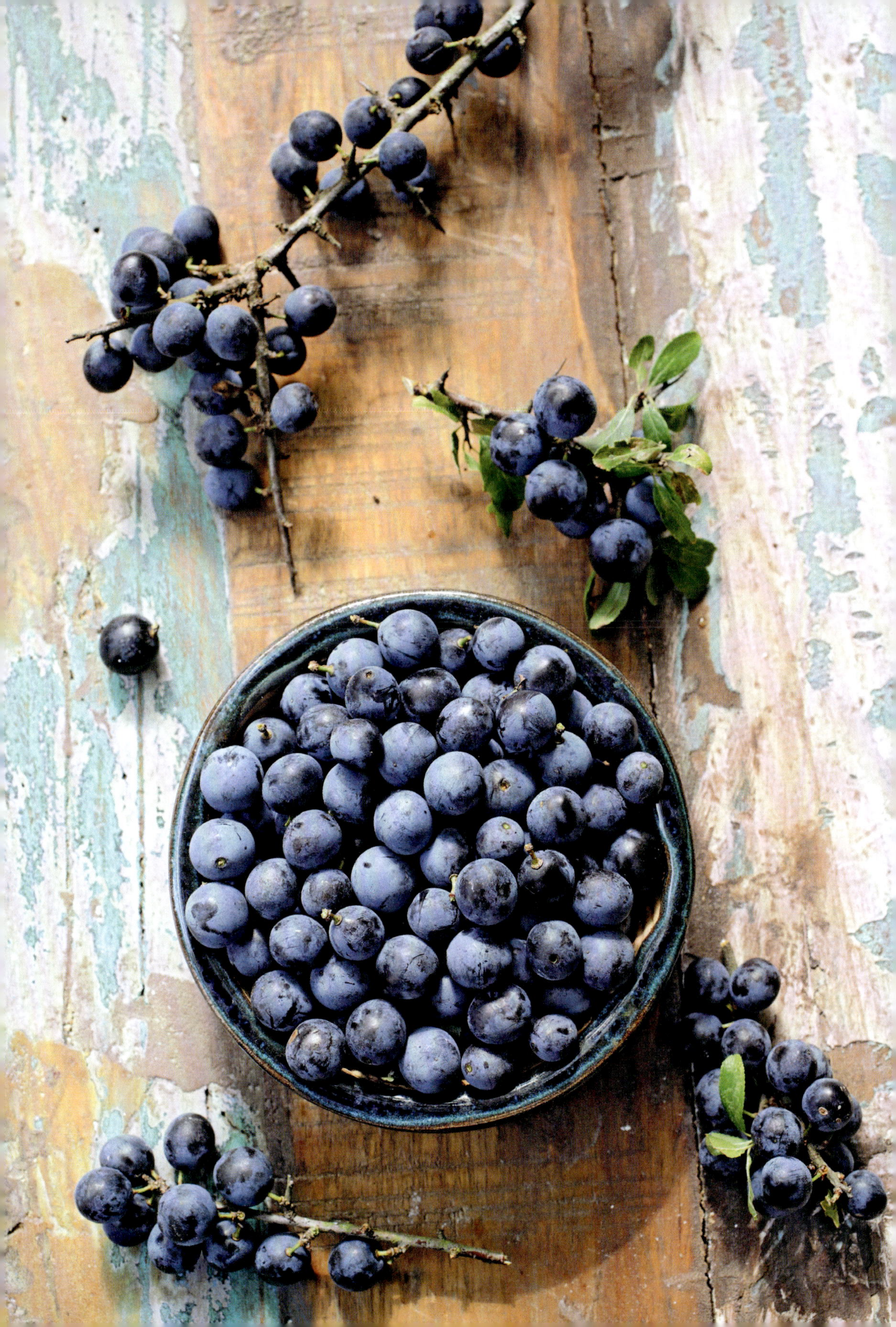

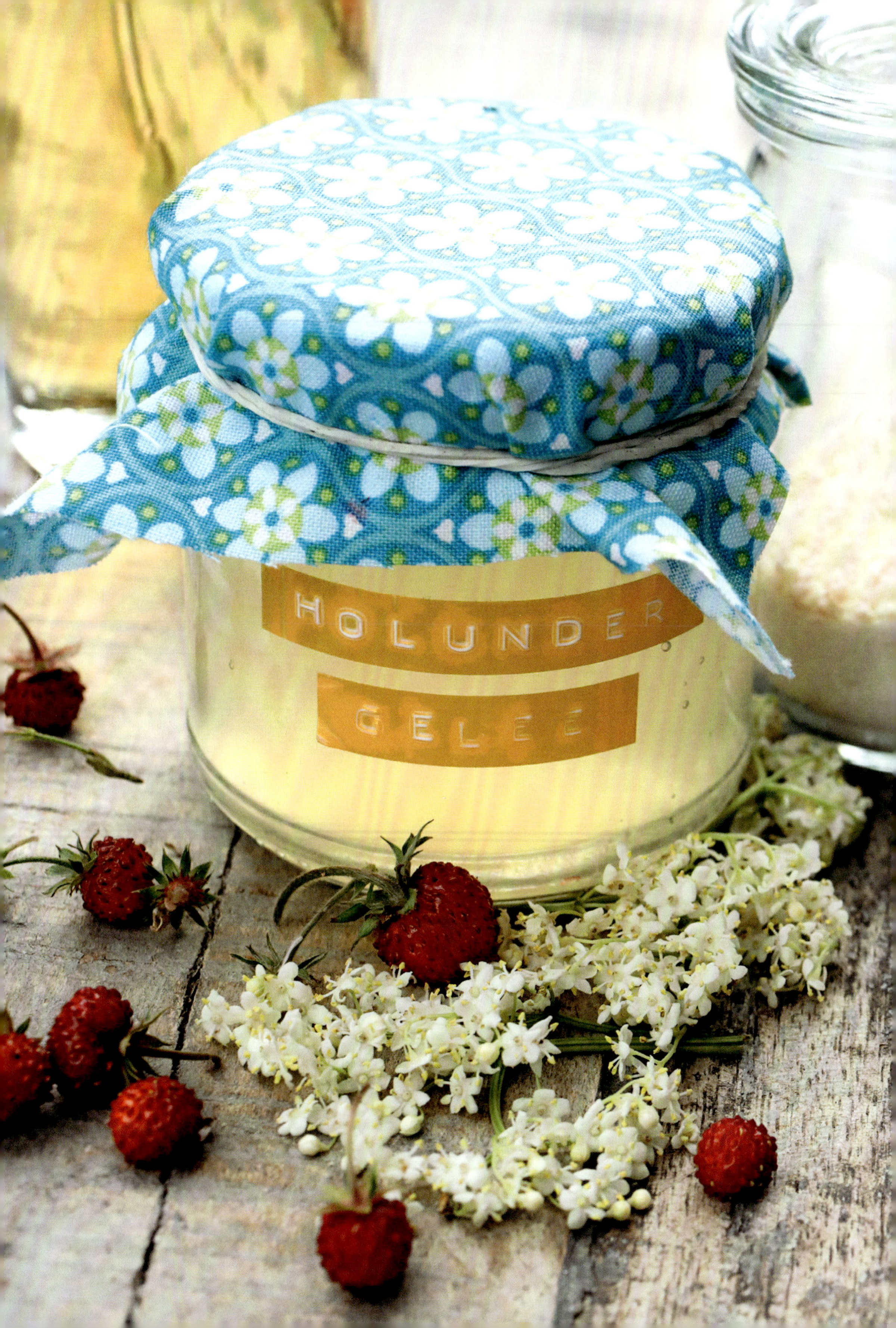
HOLUNDER
GELEE

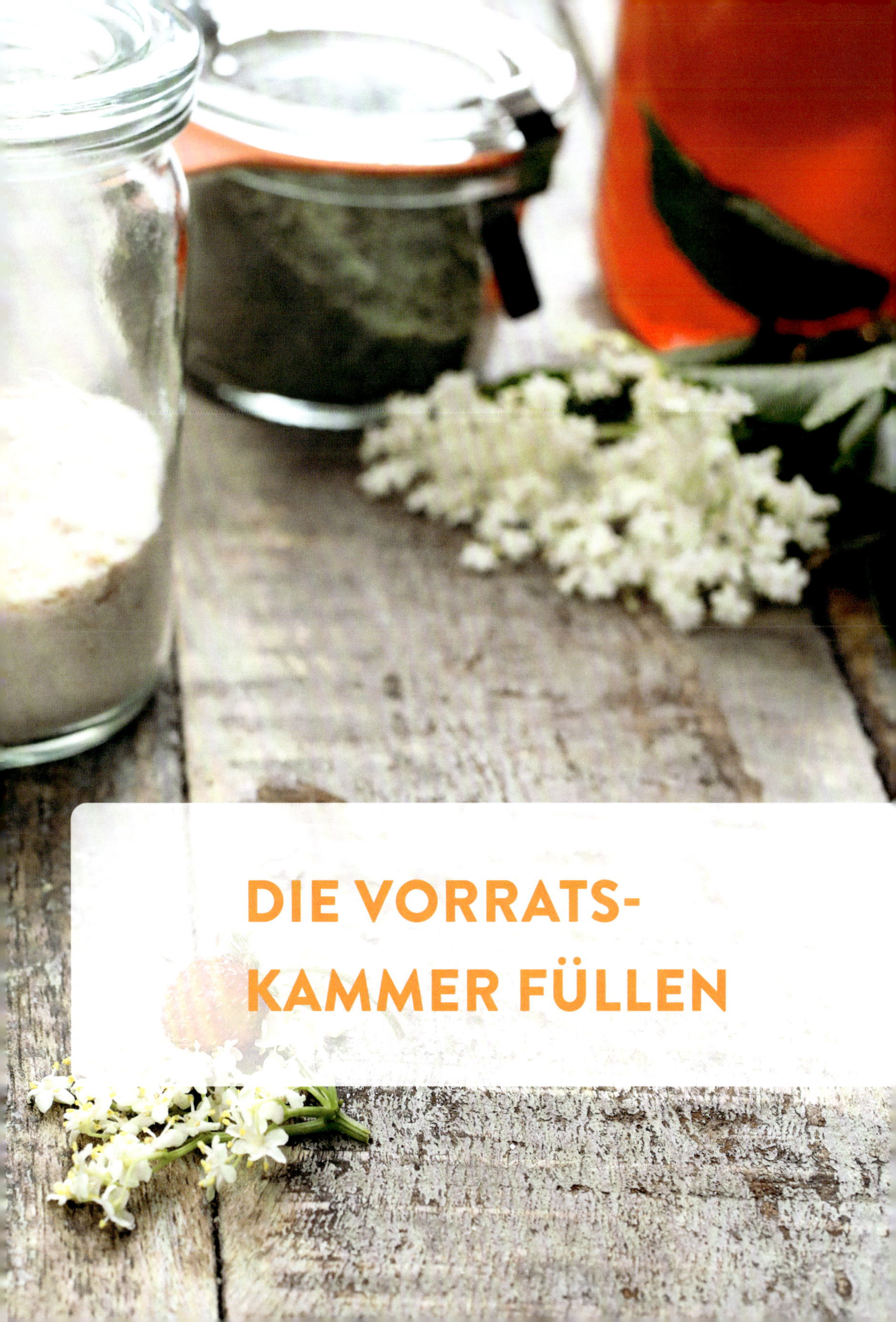

DIE VORRATS-KAMMER FÜLLEN

GESCHICHTE DES KONSERVIERENS – NAHRUNG EINST UND HEUTE

Das Sortiment in den Supermärkten von heute wächst und wächst und es entsteht schnell der Eindruck eines Schlaraffenlands. Erdbeeren, Tomaten sowie exotische Früchte und Gemüse sind in jedem Supermarkt praktisch ganzjährig verfügbar, und vermeintlich brauchen wir uns weder über die Herkunft noch über die Lagerung große Gedanken zu machen.
Zu Beginn der Menschheit bis ins letzte Jahrhundert hinein war das noch anders. Zunächst durchstreiften unsere Vorfahren die Landschaft auf der Suche nach Nahrung. Die Hauptnahrungsquellen der ersten Menschen waren eher pflanzlicher Herkunft: Wurzeln, Kräuter, Knollen, Samen, Nüsse und Sprosse. Im Verlauf der Altsteinzeit gewann der Fleischverzehr an Bedeutung, da zunehmend in der Gruppe gejagt und gesammelt wurde. Die Verbesserung von Jagdtechniken, die Entwicklung von Waffen wie auch die Entdeckung des Feuers hatten Einfluss auf die Zubereitung und Zusammensetzung der Nahrung. Auch das Klima beeinflusste den Speiseplan: Je nach Kalt- und Warmphasen wurde mal mehr und weniger pflanzliche Nahrung konsumiert, bis der Mensch sich schließlich vom Wildbeuter zum sesshaften Ackerbauern entwickelte. Das machte eine Vorratshaltung unabdingbar, und die Techniken zur Konservierung für die in Überflusszeiten anfallenden Nahrungsmittel wurden verfeinert.

Einkochen, Marmelade zubereiten und Fermentieren sind heute zu einer Frage des Lifestyles und zu einer Freizeitaktivität geworden. Der Aspekt der Notwendigkeit einer ganzjährigen Nahrungsmittelversorgung sollte jedoch nicht außer Acht gelassen werden.
Es gehört zu den ureigensten Fähigkeiten von uns Menschen, regional gesammelte und erbeutete Nahrung zu bevorraten, um sie ganzjährig und insbesondere in der kalten Jahreszeit oder in Notzeiten zur Verfügung zu haben. Sonst hätte sich der Mensch in den letzten Tausenden von Jahren nicht so erfolgreich vermehren können. Bei den meisten Methoden der Lebensmittelkonservierung geht es darum, schädliche Mikroorganismen abzutöten oder sie in ihrer Vermehrung zu bremsen. Andere Verfahren entziehen den Nahrungsmitteln lebenswichtige Stoffe wie Wasser oder Sauerstoff. Konservieren ist also nichts Neues und wurde schon in der mittleren Steinzeit und Jungsteinzeit betrieben. Beispielsweise röstete man schon um 9000 v. Chr. Haselnüsse, die frühen Kulturvölker legten Gemüse in Öl und Salz ein, konservierten Früchte in Honig, oder man dörrte oder trocknete sie, um sie später getrocknet oder gekocht als Beilage zu verzehren. Auch das Einlegen in Essig war bekannt. Zum Bevorraten dienten zunächst mit Steinen oder Holz verkleidete Erdgruben,

später waren gemauerte Keller der Lagerplatz für das kostbare Gut, das wiederum in Fässer, Amphoren, Lederbeutel, Pflanzenblätter, Holzkisten oder Tontöpfe gepackt wurde. Die „Verschlüsse" waren einfach und bestanden aus Lehm, Harz oder Wachs.

Einfache Küchen waren die zentralen Plätze, um das Gesammelte oder Erjagte zu verarbeiten. Zunächst gab es nur offene Feuerstellen, die von mehreren Familien zum Kochen und als Wärmequelle genutzt wurden. Die ersten Küchen zur Zubereitung und Lagerung von Speisen entstanden in der Zeit um 8350 v. Chr. und waren im Allgemeinen recht einfach gebaut. Noch bis Anfang des 20. Jahrhunderts wurden vor allem im Alpenraum wie auch in der Oberpfalz vereinzelt „Rauchkucheln" betrieben, die mit unseren modernen Küchen nichts gemein hatten. Meist bestanden sie aus einem aufgemauerten Podest, in der mittigen Vertiefung befand sich eine offene Feuerstelle; das Essen köchelte im Kessel, der an der Kette hing. Die Temperatur wurde mithilfe des Kesselhakens geregelt: Legte man bei der Säge „einen Zahn zu", kam der Topf dem Feuer näher. Aufsteigender Rauch schwärzte Wände und Decke schwarz. Dieser Rauch wurde zum Konservieren von Speck, Fleisch und Fisch genutzt, die an der Decke hingen. Über die Spalten in der Holzdecke gelangte Rauch auch ins Obergeschoss, wodurch dort eingelagerte Feldfrüchte und Kräuter gedörrt wurden – sofern man sie nicht schon zuvor an der Sonne getrocknet hatte. Rüben wurden in einer Schicht aus Sand frisch gehalten, Fleisch und Fisch mitunter mit Pflanzenauszügen gebeizt, und insgesamt wurde viel Fermentiertes, Geräuchertes oder Gesäuertes gegessen. Da sich diese traditionellen Konservierungsmethoden bis in die heutige Zeit nicht verändert haben, werden sie in den nachfolgenden Kapiteln genauer beschrieben. Most, Wein und dünnes Bier

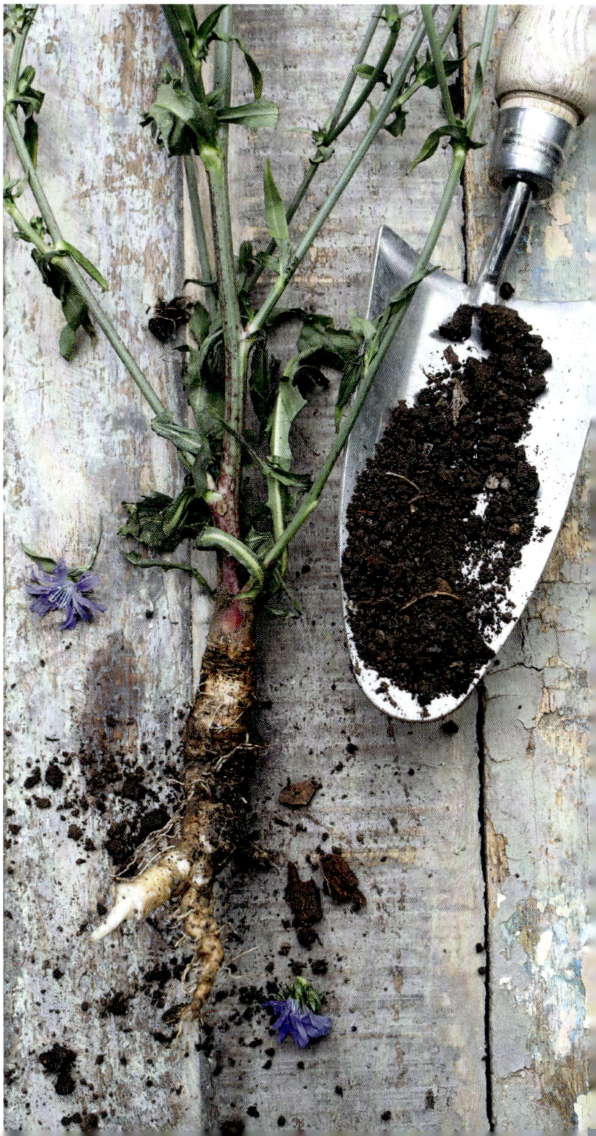

Wurzeln standen schon bei den frühen Menschen auf dem Speiseplan, hier die Wegwarte.

waren lange Zeit beliebte Getränke für Groß und Klein. Der Alkoholgehalt sorgte für eine gewisse Konservierung, und diese Getränke waren in der Regel weniger mit krankmachenden Keimen belastet als Brunnenwasser.
Im Laufe der Zeit kamen weitere Konservierungsmethoden hinzu. Doch bei allen Verfahren ging und geht es darum, den Verderb zu stoppen und den Geschmack so lange wie möglich zu erhalten.
Ab Mitte des 18. Jahrhunderts beispielsweise das mechanische Kühlen, später das Tiefgefrieren und das Sterilisieren von Lebensmitteln mit Hitze. Während die Industrie insbesondere auf die Konservendose setzte, kochten unsere Großmütter und Urgroßmütter eher in Gläsern ein, um den Verderb der Nahrungsmittel zu bremsen.

GLAS – UNIVERSALROHSTOFF ZUM BEVORRATEN

- Das Bevorraten von Nahrung in Gläsern wird regional schon seit vielen Jahrhunderten betrieben. Glas – eine Mischung aus Quarzsand, Soda, Kalz und Zusatzstoffen wie Feldspat oder Pottasche – ist eine ideale Verpackung, um Lebensmittel sicher aufzubewahren. Es gewährleistet eine luftdichte Vorratshaltung, ist geschmacks- und geruchsneutral und migrationsfrei, das heißt es gibt keine chemische Wechselwirkung zwischen dem Inhalt und dem Glas.
- Ein gutes Glas hält jahrelang und kann nahezu unbegrenzt wiederverwendet werden. Bei mir stehen noch einige Einmachgläser meiner Oma im Regal. Sollte dennoch mal ein Glas kaputt gehen, gehören die Scherben in den Altglascontainer, denn Glas lässt sich beliebig oft einschmelzen und zu neuen Gläsern verarbeiten.
- Zwar sind Einmachgläser relativ schwer und Qualitätsprodukte auch nicht günstig, jedoch überwiegen die Vorteile. Sie sind hitzebeständig, spülmaschinengeeignet und mittlerweile in vielen Größen erhältlich. Glasdeckel mit Kautschukringen sind für vielerlei Einmachgut geeignet, wie etwa Marmeladen, aber auch für säurehaltiges und alkoholisches Einmachgut. Ölhaltiges Einmachgut sollten Sie vorzugsweise in Twist-off-Gläsern mit Blueseal-Deckel lagern – dafür ist die blaue Dichtung zugelassen.
- Probleme beim Konservieren entstehen in der Regel nicht durch die Gläser, eher durch unsauberes Arbeiten, das Konservieren mit ungeeigneten Temperaturen oder durch ungeeignete Deckel. Beispielsweise können Twist-off-Deckel aus Importländern Weichmacher enthalten, die Innenlackierung auch gesundheitsschädliches Bisphenol-A (BPA). Generell ist die Innenlackierung von Twist-off-Deckeln anfällig für säurehaltigen Inhalt. Folglich können die Deckel rosten – mitunter so stark, dass der Inhalt verworfen werden muss.

VORRÄTE EINLAGERN – PRAKTISCH UND NACHHALTIG

Um Lebensmittel optimal zu lagern, ist eine Vorratskammer ideal, die vor Wärme und direkter Sonneneinstrahlung schützt, denn Lebensmittel mögen es dunkel. Früher hatte nahezu jedes Haus eine Speise- oder Vorratskammer, die üblicherweise auf der Nordseite lag. Die Etagenwohnungen von heute haben nicht alle einen geräumigen und gut gekühlten Keller. Ein offenes Regal mit einem Vorhang davor kann auch eine Lösung sein, um Vorräte zu lagern. Geschlossene Schränke haben den Nachteil, dass hier die Luft nicht gut zirkulieren kann. Glücklicherweise müssen Getrocknetes und ungeöffnete Einmachgläser nicht zwingend gekühlt werden, denn sie verderben nicht bei normalen Zimmertemperaturen.

SO BEHALTEN SIE DIE ÜBERSICHT IM REGAL

- Am besten trennen Sie trockene Kräuter und Gewürze von Eingekochtem oder Fermentiertem, so dass Sie das Gewünschte bei Bedarf schnell finden.
- Die neue Ernte nimmt hinten im Regal Platz, somit rutschen die Restbestände vom Vorjahr nach vorne.
- Wenn Sie Einmachgläser mit Gummiring verwenden, diese am besten so einräumen, dass alle Laschen in die gleiche Richtung zeigen. Mit einem Blick können Sie so überprüfen, ob das Vakuum noch hält. Bei intaktem Vakuum biegt sich die Lasche nach unten. Steht die Lasche gerade ab oder zeigt nach oben, ist das ein Zeichen für den Verderb und einen Befall mit Mikroorganismen. Dann sind die Gläser auch offen und der Inhalt – gegebenenfalls auch die Dichtung – gehören in den Müll. Gleiches gilt für Twist-off-Gläser, bei denen Flüssigkeit austritt oder sich Schimmel am Deckelrand bildet.
- Jede Flasche, jede Vorratsdose und jedes Glas sollten beschriftet werden. Auf das Etikett kommen in Stichpunkten Inhalt, Abfülljahr und Abfüllmonat. Denn irgendwann verliert man den Überblick und man weiß nicht mehr, was drin ist oder wie lange das Glas schon im Regal steht. Praktisch sind jene Etiketten, die sich gut wieder ablösen lassen.

SAMMELN UND ERNTEN – SAISONAL UND REGIONAL

Essbare Wildkräuter und -früchte gibts nicht nur im Frühling und Sommer. Fast das ganze Jahr über gibts was zu sammeln: im Wald, auf Wiesen, entlang von Bachläufen, auf Brachland und Ackerrainen. Die klassischen Hundegassi-Routen, gedüngte Wiesen und Weiden sollte man jedoch meiden.

SAMMELN, ABER RICHTIG!

Grundsätzlich ist es erlaubt, Wildkräuter und -früchte für den Eigenbedarf zu sammeln. Eine Ausnahme bilden Naturschutzgebiete oder geschützte Pflanzen (siehe auch Hinweise auf Seite 115, Wacholder). Beim Pflücken von wilden

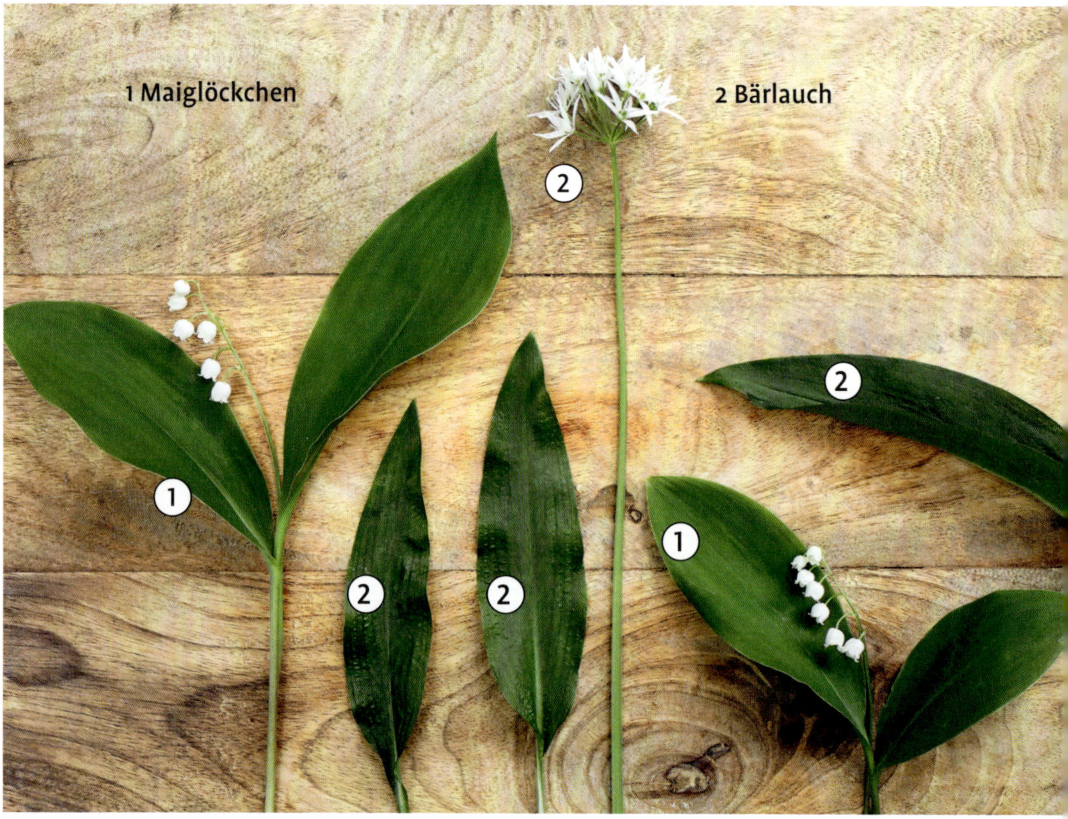

Pflanzen gilt die sogenannte „Handstrauß-regel“. Diese besagt, dass jeder Bürger wildwachsende Pflanzen für den privaten Gebrauch ernten darf. Bei Pilzen gelten je nach Bundesland Obergrenzen zwischen 1 kg und 2 kg pro Person. Vielfach sind die Mengen jedoch nicht exakt geregelt.
Um Vergiftungen zu vermeiden, ist es wichtig, die Pflanzen sicher zu erkennen. Im Zweifel helfen geführte Kräuterwanderungen, gegebenenfalls auch Bestimmungsbücher oder Apps. Auch in unseren Breiten gibt es einige Giftpflanzen, die zu starken oder tödlichen Vergiftungen führen können: die Tollkirsche, der Blaue Eisenhut, der Rote Fingerhut, das Bilsenkraut, das Maiglöckchen, die Herbstzeitlose oder die Einbeere.
Es versteht sich von selbst, die Natur zu respektieren, Orte mit reichem Pflanzenbestand zu bevorzugen und immer mindestens ein Drittel der Pflanzen stehen zu lassen. Einige Kommunen haben auch öffentliche Flächen, auf denen die Bürger Stein- und Kernobst, Beeren und Nüsse ernten dürfen.

EXTRA-TIPP

Auf der Internetseite mundraub.org finden Sie Standorte von essbaren Wildfrüchten, nutzbarem Kulturobst sowie auch Nussarten und Kräutern. Lesen Sie vorab die Mundraub-Regeln und tragen Sie neue Entdeckungen in das Register ein.

> Der beste Erntezeitpunkt ist dann, wenn die Pflanzen in ihrer vollen Kraft stehen. Im späten Frühjahr oder Sommer gibts jede Menge zu ernten. Früchte sollen zum Erntezeitpunkt voll ausgereift sein, Blüten und Kräuter mit ätherischen Ölen sammelt man vorzugsweise zu Beginn der Blütezeit an einem warmen, sonnigen Tag um die Mittagszeit, Blätter und Triebspitzen in jungem Stadium.

> Als Sammelbehälter eignen sich Körchen und Stoffbeutel; ein Messer oder eine Schere sind fast immer nützlich, ein – sehr pfleglich und nur nach angemessener Übung eingesetzter – Heidelbeerkamm erleichtert die Heidelbeerernte. Wettergerechte Kleidung ist obligat, Handschuhe sollten mit dabei sein, wenn es an dornenreiches Gestrüpp geht. Dann steht der Freude in der Natur nichts mehr entgegen!

Bärlauch kann leicht mit dem giftigen Maiglöckchen verwechselt werden.

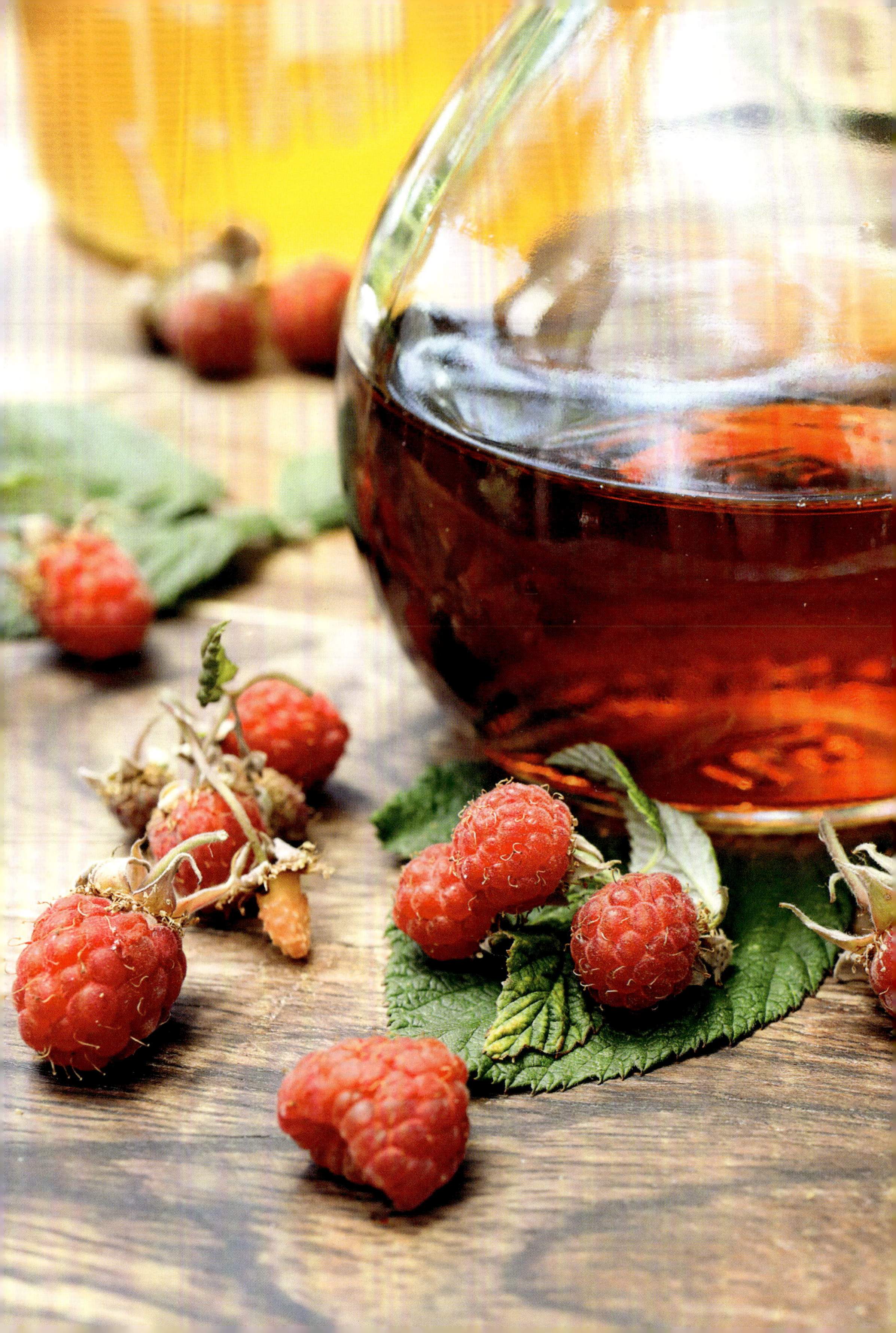

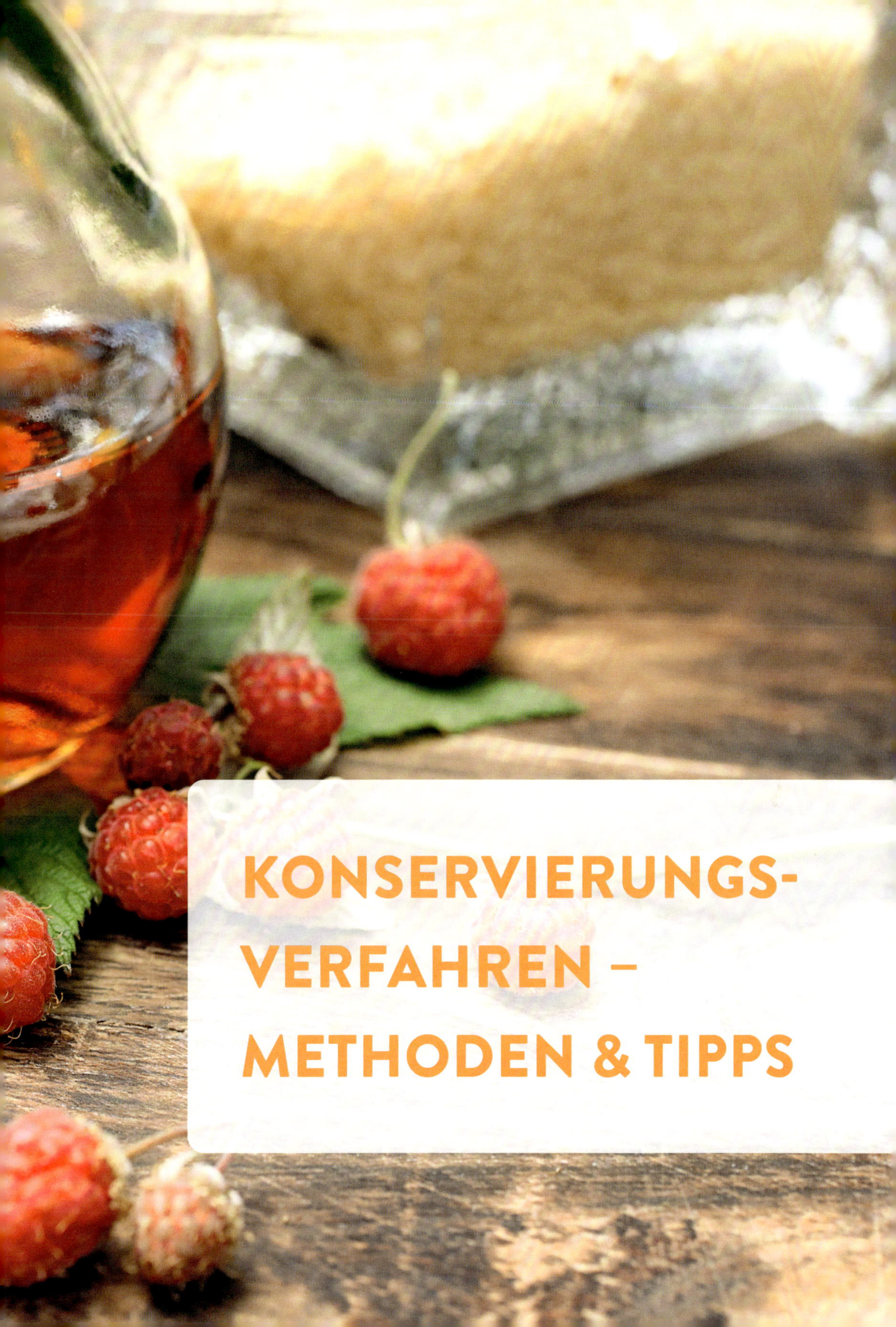

KONSERVIERUNGS-VERFAHREN – METHODEN & TIPPS

TROCKNEN UND DÖRREN – FÜR DIE VORRATSKAMMER

Beim Trocknen und Dörren werden Lebensmittel durch Wasserentzug haltbar gemacht. Beide Varianten zielen auf eine Reduzierung des Wassergehalts unterhalb eines bestimmten Werts ab. Das entzieht Bakterien und schädlichen Pilzen die Lebensgrundlage und führt zu einer deutlich erhöhten Haltbarkeit. Richtig getrocknete Lebensmittel können so über Jahre gelagert werden. Oft vergessen wird jedoch, dass es sich bei Trocknen und Dörren auch um eine Veredelungsmethode handelt, die zu einem besseren Geschmack führen kann.

Der Unterschied zwischen Trocknen und Dörren liegt in der Verfahrensweise. Beim klassischen Trocknen wird komplett auf den Einsatz technischer Hilfsmittel verzichtet, während beim Dörren Hilfsmittel verwendet werden. Ein optimales Ergebnis lässt sich dann erzielen, wenn keine tropfnassen Früchte oder Kräuter verwendet werden. Bei Fallobst die Druckstellen ausschneiden, Früchte mit Faulstellen und von Madengängen durchzogene Pilze ganz aussortieren.

Am Ende entscheidet die richtige Aufbewahrung über die Haltbarkeit. Ein großes Bügelglas bietet genug Inhalt und lässt keine Feuchtigkeit eindringen, die nachträglich zum Verderb führen kann. Papiertüten eignen sich zur Lagerung nicht, weil Papier Feuchtigkeit bindet und deshalb auch gut durchgetrocknete Ware nachschimmeln kann.

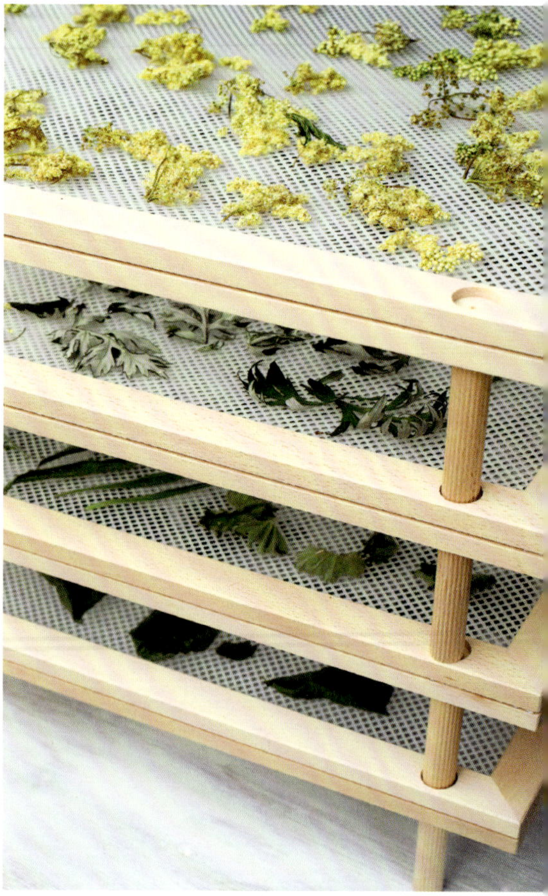

Ein Trocknergestell bietet viel Platz für Ihre wilden Schätze.

Beim Trocknen werden Vitamine, Aromen und Nährstoffe in den Lebensmitteln weitgehend geschont. Der Anteil der sauerstoffempfindlichen Vitamine ist zwar im Vergleich zu frischen Früchten etwas geringer, je nach Dörrtemperatur bleiben Enzyme, sekundäre Pflanzenstoffe, immer jedoch Mineralstoffe und Spurenelemente vollständig erhalten. Einziger Nachteil: Jeder Dörr- und Trockenvorgang ist zeitaufwendig und kann zwischen mehrere Stunden bis zu wenigen Tagen dauern.

LUFTTROCKNEN

Dies ist die älteste Methode, um Nahrung zu konservieren und haltbar zu machen. Kräuter, Früchte, Gemüse, Pilze, aber auch Fleisch und Fisch werden in einem möglichst staubfreien Raum mit beständiger Luftzirkulation und niedriger Luftfeuchtigkeit auf einer Schnur aufgehängt oder auf Tüchern und Rosten verteilt. Das Trocknen über Kamin und Heizung kann je nach Gegebenheit auch funktionieren. In warmen Ländern und bei anhaltender Trockenheit im Sommer findet das Trocknen von Lebensmitteln draußen an der Sonne statt. Je nach Wetterlage und Luftfeuchtigkeit kommt es zu unterschiedlich starker Dehydrierung, was unter Umständen zu Fäulnis und Schimmelbildung führen kann.

Der Vorteil dieser Methode ist jedoch, dass kein weiteres Gerät angeschafft werden muss und auch keine Stromkosten entstehen.

Die Methode des Lufttrocknens hat sich in unseren Breitengraden besonders bei Kräutern bewährt. Diese sind dann gut durchgetrocknet, wenn sie beim Vermischen mit der Hand rascheln.

Um ein bestmögliches Trocken-Resultat zu erzielen, gilt es einiges zu beachten:

Kräuter mit kleinen Blättern Beziehungsweise Kräuter, die zu Würzzwecken verwendet werden, wie Quendel, Gundermann, Kerbel, Ehrenpreis, Schafgarbe, Wiesenschaumkraut, Hirtentäschel: am besten gebündelt aufhängen oder auf einer geeigneten Unterlage ausbreiten.

Kräuter mit größeren Blättern Und auch Blütenköpfe oder Triebspitzen wie die von Brennnessel, Wermut, Löwenzahn, Taubnessel, Mädesüß, Wegerich-Arten, Kamillenblüten, Gänseblümchen, Holunderblüten, Fichten- oder Tannenspitzen und Lindenblätter: Am besten von der Pflanze abstreifen oder abpflücken und ausgebreitet auf einer geeigneten Unterlage trocknen.

Wurzeln oder Pilze Wurzeln wie die von Löwenzahn, Wegwarte, Wilder Möhre sowie Steinpilze, Pfifferlinge, essbare Täublinge, Birkenpilze, Rotkappen werden nach dem Putzen in 3–4 mm dicke Scheiben geschnitten, nebeneinander aufgelegt oder an einer Schnur aufgefädelt. Bei Pilzen nur junge, feste Exemplare heraussuchen, diese vorzugsweise im trockenen Zustand verarbeiten, vorsichtig mit einer weichen Bürste säubern und schadhafte Stellen ausschneiden.

Nüsse Insbesondere Walnüsse einlagig auflegen und an einem luftig-warmen Ort bei 25–30 °C mehrere Wochen trocknen, dabei die Nüsse mehrmals wenden. Die Nüsse niemals im Backofen trocknen, sie werden sonst ranzig.

Beeren und zerkleinerte Früchte Heidelbeeren, Himbeeren, Erdbeeren, Sanddorn, Weißdorn, Hagebutten, Wildpflaumen im Backofen, Dörrautomaten oder bei günstiger Witterung an der Sonne trocknen.

Beispiele: Kräuter und Früchte für Teezubereitung und mehr

Pflanze	Anwendung
Beifuß (Kraut)	Frauenkraut und Verdauungshelfer
Birkenblätter	Anregung der Nierenfunktion
Brennnessel	Giftstoffe ausschwemmen, Blutbildung
Brombeerblätter	Haustee, Geburtsvorbereitung
Walderdbeeren	Müsli, Wandersnack
Frauenmantelkraut	Universalfrauenpflanze
Fünffingerkraut	Durchfall
Gundermann	eitrige Prozesse der Atemwege
Hagebuttenschalen	Früchtetee für Kinder und Erwachsene
Heidelbeeren	Durchfallerkrankungen
Himbeeren	Müsli
Holunderbeeren (vor Verzehr kochen)	Fruchttee
Kamillenköpfchen	Magenbeschwerden
Königskerzenblüten	Reizhusten
Löwenzahnkraut, -wurzel	Leberreinigung, Verdauungshelfer
Mädesüß	Entzündungshemmer, Fiebersenkung
Schafgarbe	Frauenkraut, Verdauungshelfer
Schlehenfrüchte	Fruchttee, Fruchtpunsch
Spitzwegerich	Husten- und Bronchialleiden
Wegwartenwurzel	Kaffee-Ersatz

DÖRREN IM BACKOFEN

Dörren im Backofen ist grundsätzlich möglich, da er genug Platz bietet. Allerdings sind diese Geräte auf hohe Temperaturen ausgelegt. Schonendes Dörren funktioniert am besten bei Temperaturen zwischen 35 und 75 °C. Nicht bei allen Geräten lässt sich die Temperatur exakt regeln oder konstant niedrig halten. Um eine gute Zirkulation zu erreichen, sollte die Umluftfunktion gewählt und die Backofentür einen Spalt offen gehalten werden. Am besten klemmt man einen Kochlöffel oder Korken in die Backofentür. Einige moderne Geräte stellen jedoch die Heizung automatisch ab, sobald die Türe nicht vollständig geschlossen ist. Zudem ist der Energieverbrauch vergleichsweise höher als beim Dörrautomaten.
Für die Backofenvariante eignen sich grundsätzlich am besten Gemüse und Obst.

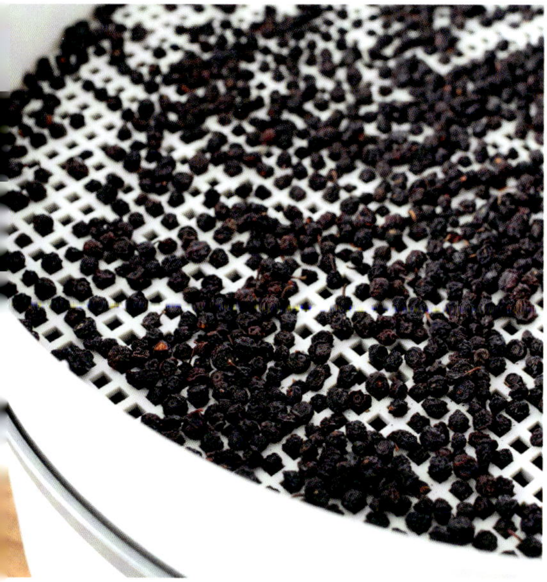

Ein Dörrautomat ist ideal für das Trocknen von Beeren.

DÖRREN IM DÖRRAUTOMATEN

Dörrautomaten sind Küchengeräte, die in der Regel elektrisch betrieben werden. Die Anschaffungskosten schwanken erheblich; je nach Ausstattung zwischen rund 35 Euro und mehreren Hundert Euro. Im Inneren befinden sich mehrere Etagen, auf denen das Dörrgut liegt. Der Fachbegriff für die Schubladen oder Lagen lautet Darre oder Horde. Bei den preiswerten Geräten werden diese Darren übereinandergestapelt, die hochwertigen Geräte haben ein Schubladensystem. Bei Dörrautomaten mit Einschubsystem findet die Wärmeerzeugung horizontal statt, so dass das Ergebnis gleichmäßiger ist als bei der Stapelvariante, bei der die Luft von oben oder unten kommt. Weitere Typen heizen mit Infrarot oder Solarenergie.

Rohkostqualität Je langsamer der Trockenvorgang vonstatten geht, das heißt, je niedriger die eingesetzte Temperatur ist, desto mehr wertvolle Nahrungsbestandteile bleiben erhalten. Dörrgeräte mit Temperaturregler bieten den Vorteil, dass sich Kräuter, Pilze, Obst und Gemüse in Rohkostqualität haltbar machen lassen. Damit profitieren Sie von der großen Nährstoffdichte, denn sekundäre Pflanzenstoffe, Enzyme und hitzeempfindliche Vitamine bleiben so erhalten. Wer in Rohkost-Qualität dörren möchte, nutzt Temperaturen von rund 45–47 °C.

Fruchtleder Diese Besonderheit ähnelt Obstriegeln – nur eben selbstgemacht und ohne Zusatzstoffe. Süße Früchte eignen sich besonders gut für die Herstellung von Fruchtleder. Aus ihnen wird ein Fruchtmus hergestellt, auf einer Dörrfolie ausgegossen und anschließend getrocknet. Die Konsistenz ähnelt der von Gummibärchen, der Geschmack ist sehr fruchtig und die Farbe intensiv. Zudem ist Fruchtleder frei von Chemie, Konservierungsstoffen und Bindemitteln wie Gelatine und daher sehr gesund. Anschließend wird das Fruchtleder in dünne Streifen geschnitten, zusammengerollt und in Gläsern mit Deckel aufbewahrt.

Extra-Tipp:

Einige Spritzer Zitronensaft im Fruchtbrei sorgen für den Erhalt der Farbe.
Wer es lieber knusprig mag, streut einige Sesamkörner oder Chiasamen in das Fruchtleder.

FERMENTIEREN – DIE NATUR BEI DER ARBEIT

Lange Haltbarkeit und gesunde Nährstoffe – das beschreibt in einfachen Worten den Begriff der Fermentation.

Wer behauptet, die Fermentation sei ein neuer Trend, der irrt. Vermutlich ist Fermentieren die älteste überlieferte Art des Haltbarmachens und wurde in vielen Kulturen über Generationen stetig weitergegeben. Die Sumerer brauten Bier, im alten Ägypten kannte man Hefebrot, in den frühen Kulturen Kleinasiens gab es bereits Käse und andere fermentierte Milchprodukte wie Joghurt. Wein und Essig waren in den antiken Hochkulturen bekannt und nicht nur zum Genuss bestimmt. Im 18. Jahrhundert hatte der Seefahrer James Cook auf seinen Entdeckungsreisen fässerweise Sauerkraut geladen, um die Besatzung vor Skorbut – einer Vitamin-C-Mangelerkrankung – zu schützen.

Fermentation ist Teil einer Überlebensstrategie, um Lebensmittel länger haltbar zu machen, sie geschmacklich zu intensivieren und qualitativ aufzuwerten. Dabei entstehen einzigartige Aromen, es sind keine Konservierungs- und Zusatzstoffe nötig und sowohl bei der Herstellung als auch der Aufbewahrung entfällt der Stromverbrauch.

WAS PASSIERT BEIM FERMENTIEREN?

In der Biologie versteht man unter Fermentation oder Fermentierung (von lat. *fermentare*, gären) die Umwandlung organischer Stoffe wie etwa Zuckermoleküle oder Eiweiß unter Ausschluss von Luft mithilfe von Bakterien, (Hefe-) Pilz- oder Zellkulturen sowie durch den Zusatz von Enzymen (Fermenten) oder Salz. Dabei entstehen Spaltungsprodukte, die das Milieu des Rohmaterials verändern. Dies behindert die Vermehrung unerwünschter Mikroorganismen, trägt zur Konservierung bei und es entstehen neben einer neuen Optik auch andere Aromen, ein anderer Geschmack oder eine andere Textur, dazu Gase (Kohlendioxid), Alkohol und Säuren (Milchsäure, Essigsäure).

Manchmal werden die Begriffe Fermentation und Gärung synonym verwendet. Nun, so ganz richtig ist das nicht, denn bei einer Gärung laufen die Prozesse ohne Sauerstoff ab – Chemiker sprechen von anaeroben Prozessen, während bei der Fermentation sowohl solche mit Sauerstoff (aerobe Prozesse) als auch ohne Sauerstoff stattfinden.

In Nahrungsmitteln kommt es dann zur Fermentation, wenn es Mikroorganismen in sauerstoffarmer Umgebung gelingt, in die betreffenden organischen Substanzen

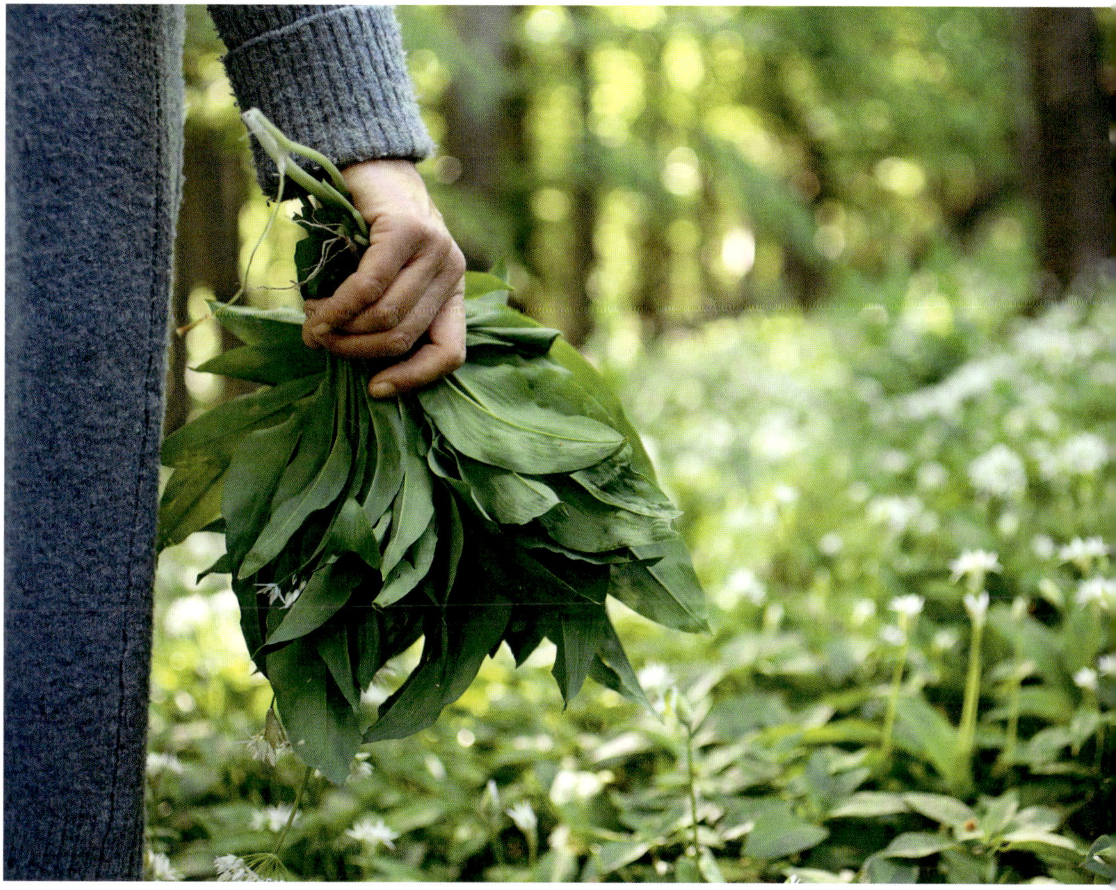

einzudringen und deren Zellwände aufzubrechen, um sich selbst mit Nahrung (Zucker) zu versorgen. Wenn sich nun die „guten" Bakterien (Milchsäurebakterien) schnell vermehren, entsteht ein stabiles Ökosystem, welches krankmachende Keime daran hindert, sich auszubreiten. Ebenso schadet den „guten Bakterien" Salz weniger als manchen Krankheitserregern. Entscheidend für diesen Prozess sind die anfängliche Menge dieser Bakterien, die Umgebungstemperatur, die Luftfeuchtigkeit und die Sauerstoffsättigung.

KLEINSTLEBEWESEN VERURSACHEN FERMENTATION

Bei selbst gesammelten Pflanzen sind die zur Fermentation benötigten Kleinstlebewesen schon inklusive. Heutzutage werden bei der professionellen Herstellung von Lebensmitteln gezielt Mikroorganismen zugesetzt, um eine kontrollierte Fermentation einzuleiten. Im Joghurt sind dies beispielsweise Milchsäurebakterien (*L. acidophilus, L. bulgaricus, Streptococcus thermophilus*, Bifidobakterien).

PROBIOTIKA: HOHER NUTZEN, WENIG RISIKEN

- Bakterien im Essen? Das möchten wir lieber meiden, sollte man meinen. Doch davon gibt es auch jede Menge nützlicher Vertreter – die sogenannten Probiotika. Mit jedem Bissen fermentierter Nahrung nehmen wir vermutlich Millionen dieser Bakterien auf, die sich im Darm ansiedeln können und so ihr gesundes Potential entfalten. Die wichtigste Bakterienart heißt *Lactobacillus*, zu deutsch Milchsäurebakterium.
- Insbesondere Milchsäurebakterien, aber auch Bifidobakterien führen zu einer vielfältigen Darmflora (Diversität), die das körpereigne Immunsystem stärkt und die Verdauungsleistung erhöht. Diese Bakterien unterstützen den Körper bei der Aufnahme von Nährstoffen, bilden selbst Vitamine (insbesondere B-Vitamine und Vitamin K_2), helfen beim Abbau giftiger Substanzen. Und auch Abnehmwillige setzen gerne auf Fermentiertes. Die hohe Anzahl probiotischer Bakterien kann den Appetit, insbesondere Heißhunger-Attacken auf Süßes, zügeln.
- Durch den Fermentationsprozess gewinnt das Lebensmittel einen Mehrwert an Enzymen, gesundheitsfördernden Bakterien und Polyphenolen. Diese bleiben jedoch nur dann erhalten, wenn nachträglich nicht erhitzt wird (Beispiel Sauerkraut aus dem Supermarkt, das erhitzt wurde und daher keine lebenden Milchsäurebakterien mehr enthält).
- Durch die zahlreichen gesundheitlichen Benefits können sich Infekthäufigkeit und Allergien, Darmerkrankungen und Verdauungsstörungen wie Verstopfung bessern, und einige Studien berichten gar von einer präventiven Wirkung gegen bestimmte Arten von Krebserkrankungen. Die mikrobiellen Helfer bilden sogenannte Biozide (ableitet von griech. *bios* = Leben und lat. *caedere* = töten), die wiederum andere Bakterien abtöten. Die mikrobenreiche Nahrung sorgt auch für eine geringere Wahrscheinlichkeit, an Übergewicht oder Diabetes mellitus vom Typ 2 zu erkranken.
  Es gibt also zahlreiche Gründe dafür, sich selbst an das Experiment Fermentation zu wagen.
- Trotz der vielen Vorzüge sind fermentierte Lebensmittel nicht für alle Menschen empfehlenswert. Dies gilt insbesondere für Menschen, die Immunsuppressiva einnehmen oder eine Histaminintoleranz haben. Durch den Fermentierungsprozess steigt der Histamingehalt in den Lebensmitteln stark an. Jene mit stark empfindlichem Magen müssen sich durch den Säuregehalt langsam an die verträgliche Menge herantasten.

Für die Käseherstellung werden Lab (ein Enzym aus dem Labmagen junger Wiederkäuer) oder Schimmelfermente zugesetzt, etwa der Blauschimmel Penicillium roqueforti oder der Edelschimmel Penicillium camemberti. Hefefermente wie Saccharomyces uvarum werden zum Bierbrauen verwendet.
Brot wird aus Mehl, Wasser und Salz hergestellt, dem der Bäcker Fermente in Form von Sauerteig oder Hefe zufügt. Sauerteig ist ein einzigartiges Ökosystem

aus verschiedenen Milchsäurebakterien und Hefen mit einem optimalen Verhältnis von 100 : 1.
Bei (Wild-)Gemüsen, Früchten und Kräutern sitzen die Mikroorganismen von Natur aus schon „obendrauf“ oder „mittendrin“ und können so eine Fermentation einleiten, ohne dass ein Starter zugesetzt wird. Dieser Prozess wird auch als „wilde Fermentation“ oder Spontangärung bezeichnet. Es sind Milchsäurebakterien, die vorhandene Kohlenhydrate in Milchsäure umwandeln. Diese kommen natürlicherweise auf Pflanzen, im Boden und im menschlichen Körper vor. Zwar dauert die Reifung / Gärung länger als mit Starterkulturen, doch entsteht so ein natürliches Ferment mit wunderbaren Aromen.
Alle Früchte lassen sich zu alkoholischen Flüssigkeiten vergären. Kommt Wasser oder Fruchtsaft in Kontakt mit Hefen, bewirken die Hefen die Umwandlung des (Frucht-)Zuckers in Alkohol. In diesem Fall kommt es zu einer alkoholischen Gärung. Essig ist das Produkt zweier Gärprozesse. Zuerst findet eine Alkohol-, daran anschließend eine Essigsäurefermentation statt.
An der Oberfläche entwickeln sich schnell Essigsäurebakterien, diese bilden eine Essigmutter (siehe auch Seite 34). Sie wandeln anschließend den bei der Alkoholgärung des Fruchtsafts produzierten Alkohol in Essigsäure um.

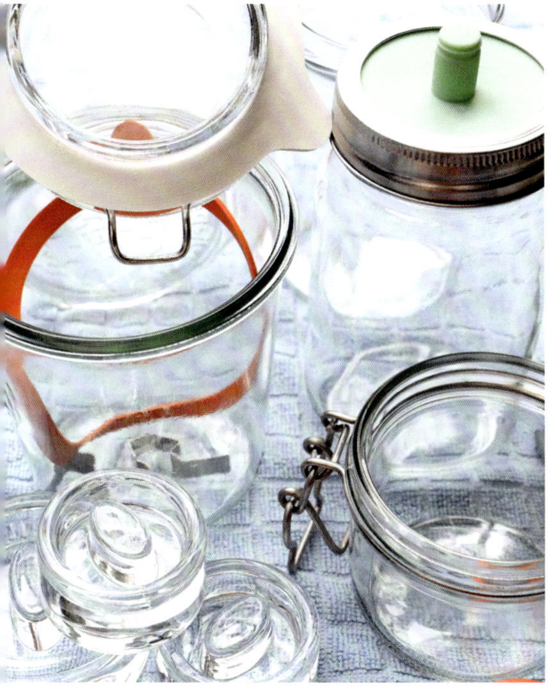

Die richtige Ausstattung ist beim Fermentieren unerlässlich, wie passende Gläser und Beschwerungsgewichte.

GRUNDAUSSTATTUNG ZUM FERMENTIEREN

Zum Fermentieren braucht es keine teuren Spezialgeräte. Geeignete Gefäße finden sich in so gut wie jedem Kellerregal; Salz, Messer, Schneidebrett und Schüsseln sind in jeder Küche vorhanden. Ein Glasgewicht zum Beschweren sowie ein Stampfer zum Zerdrücken sind praktisch.

WAS EIGNET SICH ZUM FERMENTIEREN?

Die vereinfachte Antwort: die meisten organischen Stoffe. Die Klassiker sind feste Gemüsearten der Saison mit einem geringen Wassergehalt: Kraut, Kohl, Karotten, Fenchel oder Rote Bete. Doch prinzipiell eignet sich fast alle Gemüse zum Fermentieren, dazu viele Obstarten. Mit Produkten aus biologischem Anbau klappt dieser Prozess umso besser. Denn im Gegensatz zum konventionellen Anbau sind darauf noch Bakterien in ausreichender Menge vorhanden. Dieses Buch soll jedoch die wildwachsenden Pflanzen in den Vordergrund stellen. Hier eignen sich Blätter, Sprossen oder Triebe, Blütenknospen, Stängel, Blütenstände, Früchte und Wurzeln essbarer Wildpflanzen wie auch essbare Pilze. Eine Auswahl an geeigneten Wildpflanzen finden Sie in der nachfolgenden Tabelle.

Auswahl geeigneter Wildpflanzen, -früchte und Pilze

Blätter	Bärlauch, eingerollt in Salzlake Löwenzahn, gemischt mit Bärlauch Giersch, gemischt mit Karotten, Lauch oder Sellerie Lindenblätter-Sauerkraut (siehe auch Seite 79)
Junge Triebspitzen	Löwenzahn Giersch
Blütenknospen	Löwenzahn (siehe auch Seite 61) Bärlauch Nachtkerze Engelwurz Holunder
Früchte / Nussfrüchte	Kirschpflaumen (reif oder unreif) Marillen mit Blättern der Schwarzen Johannisbeere Apfelschalen Preiselbeeren, entsaftet Schlehen
Wurzeln	Wilde Karotte (einjährige Wurzeln) Löwenzahn Wegwarte
Pilze	Pfifferlinge Steinpilze Reizker junge Maronen

Geeignete Gefäße

Es gibt so viele Möglichkeiten! Während unsere Vorfahren zum Fermentieren bauchiges Steinzeug und Holzfässer nutzten, hat sich heute Glas als das geeignete Material etabliert. Glas ist lebensmittelecht, einfach zu reinigen, nimmt keinen Geschmack an und Sie haben den Ansatz immer im Blick. Mittlerweile gibt es extra für die Fermentation produzierte Gärgläser im Handel, die jedoch leider auch recht kostspielig sind. Viele greifen zu Gläsern, die zum Einwecken geeignet sind, und das ist auch meine Wahl. Bügelgläser funktionieren auch, aber nur jene mit Gummiringen, bei denen Gase entweichen können. Bügelgläser mit Silikondichtungen sind nicht geeignet, da diese zu dicht schließen. Bei gewöhnlichen Schraubdeckelgläsern kann es passieren, dass die Fermentationsgase zu viel Druck aufbauen und das Glas zum Explodieren bringen. Ungeeignet ist unglasierte Keramik, dort setzen sich Gerüche und auch Geschmack fest. Metallische Gefäße können durch die entstehende Säure korrodieren, auf Kunststoffe aller Art sollte man wegen des negativen ökologischen Fußabdrucks besser verzichten. Zudem reagieren Kunststoffe generell mit organischen Säuren, indem sie Chemikalien herauslösen.

Deckel und Aufsätze

Fermente brauchen eine Möglichkeit, den entstehenden Druck abzugeben. Klassische Gärtöpfe, wie man sie zur Sauerkrautherstellung verwendet, werden ohnehin mit passenden Deckeln ausgeliefert; gleiches gilt für die Bügelgläser – da sind die Deckel quasi das „Anhängsel" – und auch hochwertige Einmachgläser haben den passenden Deckel dabei.

Damit die aufsteigenden Gase entweichen können, haben Gärtöpfe spezielle Wasserrinnen, die immer gefüllt sein müssen. So können Gase entweichen, aber kein Sauerstoff in den Topf gelangen. Zu den Luxusvarianten für Glasbehälter gehören kostspielige Gäraufsätze aus Glas, die kaum Geruchsbildung versprechen. Vielfach werden auch zweiteilige Fermentierdeckel angeboten, bestehend aus einem Metallring und Silikoneinsatz mit Ventil, damit aufsteigende Gase entweichen können. Ich persönlich bevorzuge Glasdeckel. Sie sind vergleichsweise preiswert, leicht zu reinigen und korrodieren nicht.

Beschwerungsgewichte

Sie werden benötigt, um das Fermentiergut zuverlässig unter der Lake zu halten. Alles, was aus der Flüssigkeit herausschaut, läuft Gefahr zu verschimmeln.

Die meisten Gärtöpfe werden gleich mit passenden zweiteiligen Beschwerungssteinen ausgeliefert. Für Bügelgläser mit einer Öffnung von 9 cm gibt es passende einteilige Gewichte aus Glas. Viele sind mit einem praktischen Griff ausgestattet, der das Einsetzen und Herausnehmen erleichtert.

Wer keine speziellen Beschwerungsgläser zur Hand hat, kann auch kleine Gläser oder Glasdeckel als Beschwerungsgewichte verwenden. In frühen Zeiten gab es diese komfortablen Hilfsmittel nicht. Tonscherben oder flache Quarz- oder Granitsteine wurden über Jahrtausende von Menschen bei der Fermentation zum Beschweren benutzt. Solange die Steine vor dem Einsetzen gründlich gereinigt und abgekocht werden, spricht nichts gegen diese traditionelle Methode. Ungeeignet sind jedoch kalkhaltige Steine, die durch die entstehende Säure angegriffen werden.

Gegen den Auftrieb kleiner Pflanzenteile eignen sich statt der Beschwerungsgewichte auch Kohlblätter, bei sehr kleinen Gläsern auch eine dicke Scheibe einer großen Zwiebel. Und einige bevorzugen Holzstäbchen, die sie so verkeilen, dass nichts mehr aufschwimmen kann.

Salz

Wie in einer guten Suppe ist die richtige Menge Salz, aber auch die Salzqualität entscheidend für den Erfolg beim Fermentieren. Geeignet für den Fermentationsprozess sind alle unraffinierten Salzarten ohne Zusätze wie Rieselhilfen. Dies kann ein Meersalz oder auch Steinsalz sein. Wichtig ist, dass dem Salz keine Spurenelemente entzogen wurden, es aber auch nicht mit Spurenelementen angereichert wurde. Dies gilt insbesondere für Jod, welches die Vermehrung von Milchsäurebakterien behindern kann.
Da Salz bis zu einer gewissen Meng die Vermehrung von milchsäurebildenden Bakterien fördert, wird durch einen höheren Salzgehalt das Ergebnis saurer. Gleichzeitig wird das Fermentiergut durch mehr Salz nicht so schnell matschig. Das kann beim Einlegen von zarten Fermentiergut wie Blätter oder Knospen sinnvoll sein.
Als Faustregel für ein gelungenes Produkt gilt: rund 2 % Salzmenge im Ferment. Das schafft ein optimales Verhältnis zwischen Aromen und Bakterien. 100 g Fermentiergut werden also mit 2 g Salz gemischt und dann mit den Händen gut durchgeknetet, um eine Lake zu erzeugen.
Die Salzlaken zum Auffüllen werden im gleichen Verhältnis hergestellt.
Das Gewicht des Fermentierguts spielt hier keine Rolle. 1 l Wasser werden 20 g Salz zugesetzt. Individuelle Abweichungen von dieser Regel sind jedoch möglich. Bei einer 3- bis 5 %igen Salzlösung entsteht zwar noch eine Fermentation und

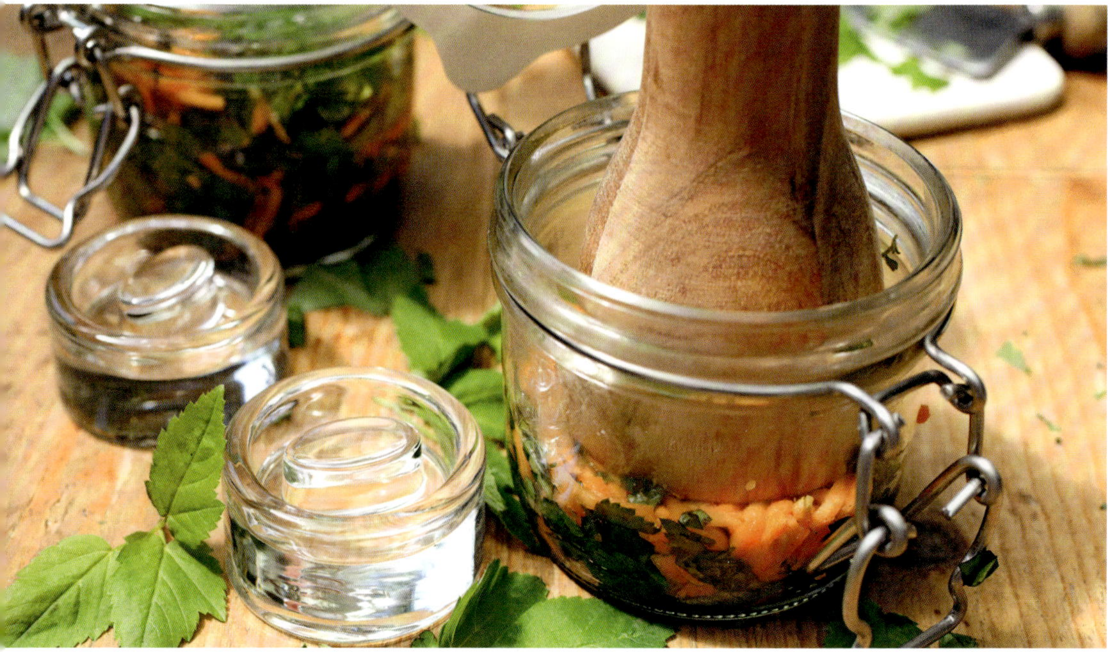

Giersch mit Karotten gemischt, der Stampfer drückt es zusammen.

SCHIMMEL UND FEHLGÄRUNGEN VERMEIDEN

Beim Fermentieren kann hin und wieder was schiefgehen. Dann krempelt man die Ärmel hoch, probiert es nochmals und versucht aus Fehlern zu lernen. Grundsätzlich gilt: Was schlecht riecht und schlecht schmeckt, soll nicht verzehrt werden. Dann bleibt nur noch der Gang zur Tonne oder zum Kompost.
Ein schleimiges Ferment entsteht häufiger bei fein zerkleinerten Kräutern. Kohlenhydratreiche Gemüse (Inulin bei Löwenzahn- und Wegwartenwurzel) können zu überschäumenden Gläsern führen, weshalb Fermentiergläser auf eine Schale gestellt werden sollten.
Ein weißer Belag auf dem Ferment kann Schimmel sein oder auch Kahmhefe. Meist zeigt sich Schmmel weiß mit farbigem Verlauf und als pelziger Belag. Verschimmeltes muss entsorgt werden, die Gläser anschließend am besten kochend heiß spülen. Wenn nichts aus der Lake herausragt, handelt es sich oft um Kahmhefe oder Kahmhaut: Diese weißliche Schicht ist eine Art Grenzfläche, genauer ein Biofilm, unter dem anaerobe Prozesse stattfinden und über der Haut solche mit Sauerstoff. Eine zu hohe Anfangstemperatur kann die Entwicklung von Kahmhefe begünstigen, ebenso ein nicht hoch genug befülltes Fermentiergefäß und zu viel Sauerstoff im Glas. Kahmhefe kann problemlos abgeschöpft oder mit einem Küchentuch abgenommen werden. Allerdings beeinträchtigt sie den Geschmack.

auch die Konsistenz, also die „Knackigkeit“ bleibt eher erhalten, aber einige Milchsäurebakterien können sich nicht mehr so gut vermehren.
Ab einem Salzgehalt von etwa 10 % spricht man von Pökeln. Die zur Milchsäuregärung nötigen Bakterien können sich in dem hohen Salzgehalt nicht mehr vermehren. Das Rezept „Oliven des Nordens – Eingelegte Schlehen“ auf Seite 118 ist ein Beispiel für diese Art der Konservierung.

Temperatur

Auch die Umgebungstemperatur hat Einfluss auf die Fermentation. Optimal sind Temperaturen von rund 20 °C. Ist die Temperatur zu niedrig, verlangsamt sich die Fermentation, was in schlechter Produktqualität resultieren kann.
Bei zu hohen Temperaturen vermehren sich die Milchsäurebakterien zu schnell und das Produkt wird zu sauer.
Im Sommer und bei höherer Raumtemperatur bremst ein höherer Salzgehalt eine zu schnelle Fermentation und führt zu einem besseren Geschmacksergebnis.

Wasser

Wasser ist der „Botenstoff“ im Fermentationsprozess. Es sollte von möglichst guter Qualität sein, frei von Kalk, Verunreinigungen oder Keimen. Mit gefiltertem Wasser oder Quellwasser liegen Sie auf der sicheren Seite.

JETZT WIRD FERMENTIERT!

Nachfolgend finden Sie nützliche Tipps für den Einstieg und den Prozess des Fermentierens. Die Aromen sind einzigartig – und das Ergebnis in bester Bio-Qualität ist frei von Zusatzstoffen

Gläser und Töpfe keimfrei machen

Zunächst ist es wichtig, die Töpfe oder Gläser gründlich zu reinigen. Kochendes Wasser ist ein gutes Mittel, um die Gläser keimfrei zu bekommen. Dazu einen großen Topf auf den Herd stellen und darin die Gläser und Deckel 10 min sterilisieren. Große Gläser können auch ein Heißwasserbad in der Spüle nehmen. Kleine Gärtöpfe bürste ich mit möglichst heißem Wasser in der Duschkabine sauber. Eine weitere Möglichkeit ist das Sterilisieren im Backofen. Diesen auf 130 °C Umluft einstellen und die Gläser schon in der Aufwärmphase einstellen. Das langsame Erwärmen verhindert Spannungen im Glas, die zum Bersten führen können. Sind die Gläser steril, sollten sie etwas abkühlen, ehe sie entnommen werden. Handschuhe oder ein Glasheber sind hilfreich.

Fermentiergut vorbereiten

In der Regel soll das Fermentiergut reif, aber nicht überreif sein. Manchmal wird auch unreifes Fermentiergut verwendet, das noch eine festere Struktur hat. Beispielsweise unreife Kornelkirschen oder Schlehenfrüchte, die als „falsche Oliven“ eingelegt werden. Es ist wichtig, dass nichts mit Druckstellen oder gar Angeschimmeltes oder Verfaultes ins Glas kommt. Damit wäre der Misserfolg vorprogrammiert.

Fermentiervorgang starten

Lake, ggf. Gewürze über das Ferment geben, so dass dieses bedeckt ist. Das Ferment beschweren, das Einmachglas verschließen und bei Raumtemperatur lagern.

Fermentation ist ein Prozess

Die übliche Milchsäurefermentation dauert zwischen 21 und 28 Tage. Dieser Prozess läuft in verschiedenen Stufen ab. Im Prinzip ist es eine Art Teamwork zwischen Pflanzenteil und Mikroben.
Zuerst vermehren sich alle Mikroben, die am Ferment haften. Deshalb ist die Herkunft des Ferments wesentlich. Das Waschen der Fermente behindert den Prozess nicht zwingend, jedoch können Reste von Spritzmitteln – wie sie in der konventionellen Landwirtschaft verwendet werden – diesen Prozess erheblich stören. Dieser Faktor spielt bei Wildpflanzen glücklicherweise also keine Rolle.
Im zweiten Schritt vermehren sich jene Mikroben, die keinen Sauerstoff brauchen. Das sind beispielsweise die Milchsäurebakterien. Diese verändern wiederum den pH-Wert wie auch die Enzymtätigkeit. Das Ergebnis ist eine natürliche Konservierung. Und obwohl das Ergebnis sauer schmeckt, wird es basisch verstoffwechselt.

TEE FERMENTIEREN

Eine Teefermentation ist keine echte Fermentation, da dieser Prozess ohne Mikroorganismen abläuft. In einer feucht-warmen Umgebung werden die Teeblätter aufgeschlossen und sie oxidieren.
Dazu rollt man die Blätter ein oder knetet sie, damit Pflanzenzellen teilweise zerstört werden. Dadurch verbinden sich Pflanzenstoffe wie etwa Polyphenole und Enzyme miteinander, die in der intakten Pflanze getrennt vorkommen.
Der austretende Pflanzensaft kommt mit Sauerstoff in Verbindung und die Blätter färben sich dunkel, gleichzeitig werden Gerbstoffe abgebaut.

Nützliches Zubehör

- Sprühflasche
- Messer
- Nudelholz
- Schüssel
- Geschirrtuch
- Glas mit Deckel

Zubereitung

Tag 1: Mehrere Handvoll Blätter vorzugsweise morgens ernten und flächig auslegen, gegebenenfalls Stacheln von den Blättern abschneiden. Sie sollen für mehrere Stunden anwelken. Am Abend die Blätter mit einem Nudelholz walzen oder auch mit den Händen kneten, damit die Blattstruktur gebrochen wird. Dann die Blätter gleichmäßig auf dem Geschirrtuch verteilen, mit etwas Wasser besprühen, das Tuch fest einrollen.
Tag 2: Das Geschirrtuch aufrollen, locken und nebelfeucht besprühen, erneut einrollen. Das Geschirrtuch zimmerwarm lagern.
Den Vorgang am Tag 3 und Tag 4 wiederholen. Dann haben sich die Blätter verfärbt, gleichzeitig hat sich ein warmer, weicher Fermentationsduft entwickelt.
Tag 5: Blätter so lange trocknen, bis die Teekräuter knistern. In ein Glas umfüllen und kühl und dunkel lagern.

Geeignete Wildpflanzen

Brennnessel, Frauenmantel, Huflattich, Waldmeister, Walderdbeerblätter, Himbeerblätter, Brombeerblätter, Spitzwegerich, Schmalblättriges Weidenröschen – bekannt als Ivan-Chai

WILDES IN ALKOHOL EINLEGEN – SO GEHTS

Für das Einlegen in Alkohol eignen sich Früchte und Kräuter. Der Alkohol durchdringt das Zellgewebe, ersetzt einen Teil des Wassers in den Früchten und tötet zusätzlich bestimmte Mikroorganismen ab. Alkohol sorgt aber nicht nur für die Haltbarkeit, sondern er extrahiert auch spezielle Aromen und Inhaltsstoffe.
In hochprozentigem Alkohol eingelegte Früchte können so mehrere Jahre gelagert werden. Wildfrüchte und -kräuter eigenen sich für verschiedene alkoholische Ansätze oder Auszüge, die nachfolgend genauer beschrieben werden.

RUMTOPF

Ein „gehaltvolles" Beispiel ist der Rumtopf, der im Sommer angesetzt und im Winter genossen wird: ob pur oder als Beilage zu Eis, Cremes, Pudding oder trockenen Kuchen. Jedoch eignen sich nicht alle Früchte gleich gut für einen Rumtopf. Himbeeren zerfallen leicht, Brombeeren werden hart. Aber Walderdbeeren, Heidelbeeren, wildwachsende Pflaumen und Kirschen können Sie über die Sommermonate ernten und so nach und nach das Tongefäß oder das Einmachglas befüllen. Als Faustregel gilt: 500 g Frucht, 500 g Zucker und 750 ml Rum (54 Vol.-%) werden im Topf oder Glas angesetzt. Nach der letzten Fruchtzugabe können auch Gewürze mit in den Rumtopf: Vanilleschote, Sternanis, Zimt, Orangenschalen, Kardamomkapseln oder auch Nelken.
Zunächst wird der Rumtopf mehrere Monate im kühlen Keller gelagert, ehe Sie den gehaltvollen Ansatz in kleinen Portionen genießen können.

TINKTUREN

Ein weiteres Beispiel für einen Ansatz in hochprozentigem Alkohol sind Tinkturen. Sie werden für Heilzwecke verwendet. Frisch geerntete Heilpflanzen, beziehungs-

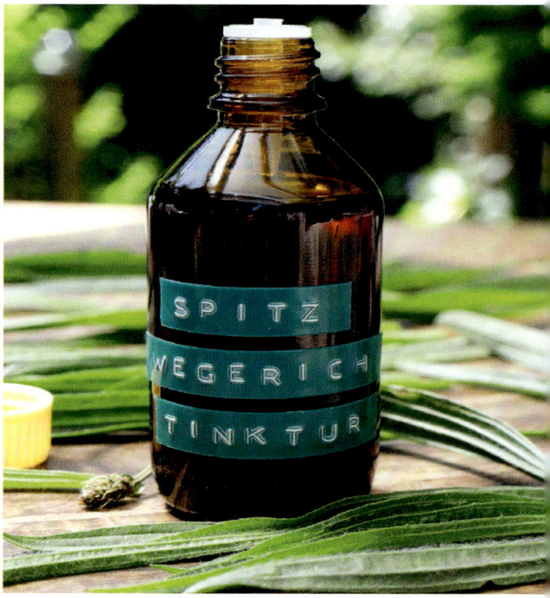

Spitzwegerich-Tinktur bietet Linderung bei Insektenstichen.

weise deren wirksame Bestandteile, werden mithilfe von Alkohol herausgelöst. Tinkturen eignen sich für äußere Anwendungen wie auch innerliche Einnahme und haben jeweils eine spezifische Wirkung. Als Faustregel gilt: ein Teil Pflanzenmaterial (in Volumen betrachtet) wird mit 5 Teilen Alkohol (38–42 Vol.-%) mindestens 2 Wochen angesetzt, zwischendurch das Glas geschüttelt, anschließend das Pflanzenmaterial abgesiebt und in eine Flasche mit Tropfpipette umgefüllt. Lichtgeschützt und bei Raumtemperatur hält die Tinktur mindestens ein Jahr.

Beispiele:
Gänseblümchen-Tinktur Äußere Anwendung gegen unreine Haut, Pickel und Mitesser. Die Tinktur auf ein Kosmetikpad auftropfen und die Haut damit abtupfen.
Holunderblüten-Tinktur Leistet durch ihre schweißtreibende Wirkung gute Dienste bei Erkältungen. Einnahme in der zweiten Tageshälfte: 30 Tropfen in ein Glas warmem Wasser lösen.
Spitzwegerich-Tinktur Ein kleines Fläschchen davon in den Wanderrucksack packen. Wenige Tropfen, auf die Haut aufgetragen, helfen bei juckenden Insektenstichen mit Schwellungen.
Frauenmantel-Tinktur 2-mal täglich 10 Tropfen einnehmen bei Menstruations- und Wechseljahresbeschwerden.
Detox-Tinktur (Mischung aus Brennnessel, Ackerschachtelhalm, Birkenblättern, Löwenzahn) Unterstützt die Frühjahrskur, Anwendung kurmäßig: 2-mal täglich 20 Tropfen im warmen Wasser lösen und einnehmen.

KRÄUTERWEIN ANSETZEN

Kräuterweine entstehen, indem Kräuter eine Zeitlang im Wein ausziehen, also mazeriert werden. Sie sind nicht nur ein kulinarischer Genuss. In frühen Zeiten wurden sie häufig zur Stärkung und für medizinische Anwendungen angesetzt und sind auch in den alten Medizinbüchern wie etwa bei Hildegard von Bingen beschrieben. Manchmal werden die Kräuter nur in einem Stoffsäckchen in den Wein gehängt, um die heilsamen Wirkstoffe mazerieren zu lassen. Bei anderen Rezeptangaben werden die Kräuter in Wein erwärmt. Im Vergleich zu einem Tee, der ja mit Wasser angesetzt wird, haben die alkoholischen Auszüge gegenüber den wässrigen Auszügen Vorteile, da Alkohol einige Stoffe besser aus der Pflanze lösen kann. Der Alkoholgehalt ist im Vergleich zu einer Tinktur deutlich niedriger. Das macht Kräuterweine vergleichsweise gut bekömmlich und wohlschmeckend.

Welcher Wein kann verwendet werden?

Grundsätzlich kann jeder Weiß- oder Rotwein verwendet werden. Für Medizinalweine bevorzugten die alten Apotheker schwere Weine aus dem Mittelmeerraum (Sherry, Portwein, Malaga, Madeira), die mit ihrem höheren Alkohol- und Zuckergehalt für eine natürliche Konservierung sorgen.

Haltbarkeit

Je nach Zuckergehalt wird so eine Haltbarkeit zwischen 4 Wochen und wenigen Monaten erreicht. Um die Haltbarkeit auf rund 6 Monate zu erhöhen, können Sie rund 30 ml Korn, Wodka oder Weinbrand pro Flasche zufügen. Wichtig für die Haltbarkeit ist das sorgfältige Filtrieren. Im Wein verbleibende Pflanzenreste sorgen für einen schnelleren Verderb.

Anwendung

Grundsätzlich können Kräuterweine zum Genuss getrunken werden. Möchten Sie das Heilpotential der Pflanze nutzen, können Sie 1–2-mal täglich ein Schnapsgläschen davon vor oder nach den Mahlzeiten trinken. Eine kurmäßige Anwendung von 4 Wochen hat sich bewährt, ehe für mehrere Wochen pausiert wird.

Herstellung eines Kaltansatzes

Der Kaltansatz ist in den meisten Fällen die schonendere Methode, die aber auch deutlich mehr Zeit benötigt. Die verlesenen und grob zerkleinerten Kräuter mit Wein übergießen und je nach Rezept 2–14 Tage ausziehen. Den Wein nicht in die Sonne stellen; ein dunkler, warmer Platz ist ideal. Am besten den Wein täglich schwenken. Zum Ende der Auszugszeit die Kräuter mit einem feinen Sieb oder Mulltuch abseihen und in sterile Flaschen umfüllen.

Beispiele:

Wegwartenwein Hergestellt aus 80 g Wegwartenwurzel, 1 l Weißwein: Anwendung bei Verdauungsstörungen, Sodbrennen. Ein Likörgläschen nach der Hauptmahlzeit trinken.

Quendelwein Hergestellt aus 1 Handvoll Quendelkraut, 1 l Rot- oder Weißwein: Anwendung bei Husten, Asthma. Dosierung: 2-mal täglich ein Likörglas trinken.

Schafgarbenwein Hergestellt aus 100 g Schafgarbenkraut mit Blüten, 1 l guten Weißwein. Anwendung bei Völlegefühl im Magen nach dem Essen. 1–2-mal täglich ein Likörglas trinken.

Herstellung per Kochmethode

Die grob zerkleinerten Kräuter mit Wein übergießen und unter Rühren erhitzen. Meist reicht es, den Wein bis kurz unter dem Siedepunkt zu erhitzen oder nur wenige Minuten zu kochen. Den Ansatz vom Herd nehmen, zugedeckt abkühlen lassen, danach abseihen oder filtrieren und in sterile Flaschen umfüllen.

Beispiele:

Gundermann-/Gundelrebenwein Hergestellt aus 1 Handvoll Gundelrebenkraut und 1 l Rotwein. Anwendung: zur Entgiftung bei Milzleiden. Wein und Gundelrebenkraut sanft 10 min köcheln. Zugedeckt abkühlen lassen, in saubere Flaschen umfüllen. Dosierung: ein Schnapsglas zur Hauptmahlzeit.

Wermutwein Hergestellt aus ein Handvoll Wermutkraut, 1 l Weißwein. Anwendung: bei schwacher Leberleistung. ein Likörglas nach der Hauptmahlzeit.

LIKÖRE

Liköre sind aromatische Spirituosen, bestehend aus Alkohol, Zucker und Pflanzenteilen wie Kräutern und Früchten. Sie lassen sich mit wenigen Zutaten ohne viel Aufwand herstellen und gelingen fast immer. Für einen Likör eignen sich mehrere Spirituosen mit einem Alkoholgehalt zwischen 15 und 40 %. Häufig werden Gin, Wodka, Weinbrand oder Doppelkorn verwendet.

Mitunter wird auch in Rum, Rot- oder Portwein angesetzt.

Verwenden Sie ausschließlich einwandfreie Früchte ohne schadhafte Stellen. Vor dem Einlegen die Früchte verlesen, waschen und trocknen, gegebenenfalls von Blüten- und Stielansätzen befreien, entsteinen, schälen und in mundgerechte Stücke schneiden.
Zum Einlegen eignen sich Steinguttöpfe, weithalsige Bügelverschluss-Gläser oder große Einmachgläser. Um Schimmelbildung zu vermeiden, die Gefäße zuvor mit kochend heißem Wasser ausspülen und kopfüber auf einem sauberen Tuch abtropfen lassen.

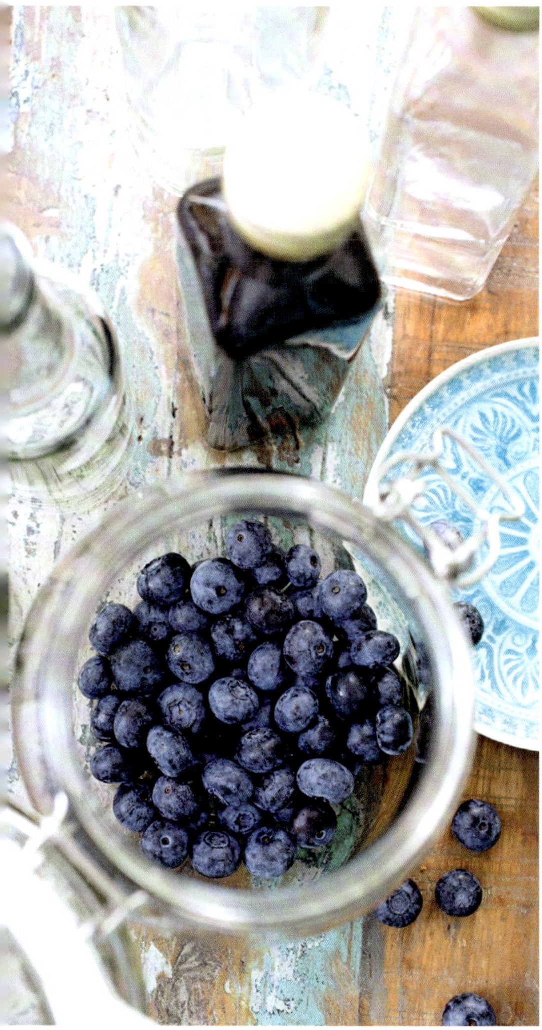

Grundrezept Fruchtlikör:
3–2–1-Mischung für einen „Aufgesetzten"
Zutaten:

- 500 g Früchte (wahlweise Himbeeren, Brombeeren, Erdbeeren, Schlehenfrüchte, Hagebutte, Sanddorn)
- 250 g Zucker
- 750 ml Alkohol (klarer Branntwein, Wodka, Rum)
- optional Aromen (Vanille, Zimt, Nelken, Chili, Kräuter, Kaffeebohnen)

Nützliches Zubehör:

- Ansatzgefäß, großes Einmachglas

Ausgewählte Früchte verlesen, waschen, wenn nötig schälen und kleinschneiden, Kerne, Stiele entfernen. Früchte, Gewürze in das Ansatzgefäß geben und mit Alkohol übergießen, bis alle Früchte mindestens zwei Fingerbreit mit Flüssigkeit bedeckt sind. Das Ansatzgefäß nun verschließen und mindestens 4 Wochen an einem dunklen, kühlen Ort zwischen 4–8 Wochen ruhen lassen. Den Inhalt in den ersten Tagen 2-mal umrühren, damit sich der Zucker löst. Nach der Ruhezeit den Likör durch ein Sieb abgießen.
Um einen möglichst klaren Likör zu erhalten, den Aufgesetzten nochmal durch ein feines Tuch seihen, in dekorative Flaschen umfüllen und mit einem Etikett versehen.

Heidelbeeren im Ansatzglas.

EINLEGEN IN ESSIG – EINE FRAGE DER SÄURE

Sauer eingelegte Gurken, Mixed Pickles, Pilze oder Kräuteressig sind heutzutage die Klassiker dieser alten und bewährten Konservierungsmethode.
Das Einlegen in Essig verlängert die Haltbarkeit von Lebensmitteln erheblich.
Die im Essig enthaltene Essigsäure wirkt konservierend, weil sie Mikroorganismen wie Gär- und Fäulnisbakterien sowie Schimmelpilze am Wachstum hindert. Ab einer Säurekonzentration von 2–9 % können die meisten krankmachenden Bakterien in dem säurehaltigen Milieu nicht überleben. 5%iger-Essig – also handelsüblicher Essig – ist meist ausreichend für eine gelungene Konservierung. Besonders gut für das Einlegen in Essig eignen sich feste Gemüsearten, aber auch Kräuter und Früchte.

WISSENSWERTES ÜBER ESSIG UND ESSIGMUTTER

Essig ist ein Naturprodukt, das ohne menschliches Zutun entstehen kann. Vermutlich wurde er bereits vor 10.000 Jahren an unterschiedlichen Orten weltweit genutzt zur Haltbarmachung, als Getränkegrundstoff, aber auch für die medizinische Anwendung, zur Desinfektion, zum Würzen und zur Körperpflege. Oft entstand Essig ungewollt aus nicht luftdicht aufbewahrtem Wein oder anderen alkoholischen Getränken. Das Wort Essig geht sowohl im Englischen (*vinegar*) als auch im Französischen (*vinaigre*) auf das Wort Wein zurück.
Ausgangsprodukt für Essig ist ein zuckerhaltiges Lebensmittel (Obst, Getreide).
Im ersten Schritt entsteht durch die Umwandlung von Zucker in Alkohol ein alkoholisches Getränk.
Wenn dann die Essigbakterien mithilfe von Sauerstoff den Alkohol in Essigsäure verwandelt haben, erhält man einen Essig, der normalerweise einen Anteil von 5–6 % Essigsäure und einen Restalkohol von unter 0,5 % besitzt.
Dieser Vorgang dauert beim Apfelessig gut 6–8 Wochen.
Die glibberige, gallertartige Masse, die sich so nach und nach bildet, besteht aus aktiven Essigsäurebakterien, die eine Kolonie (Biofilm) gebildet haben.
Sie entsteht in dem Gefäß, in dem der Essig reift, und sackt dann im Essig ab.
Je länger dieser Prozess dauert, desto größer beziehungsweise dicker wird die Essigmutter.
Essig, der eine „Mutter" gebildet hat, gilt als besonders wertvoll und lebendig und für den Körper gesund.
Für jeden neuen Essigansatz ist es von Vorteil, eine alte Essigmutter durchzuschneiden und diese zum Neuansatz hinzufügen. Die Essigmutter sorgt dafür, dass die gesamte Fermentation schneller und sicherer abläuft.

Naturtrüber Apfelessig, selbst gemacht

Zutaten:

- 1–1,5 kg Äpfel (wildwachsende Apfelbäume findet man öfter in Hecken)
- Wasser
- 2 EL Zucker

Nützliches Zubehör:

- Ein großes Ansatzglas ohne Deckel, sterilisiert
- Flaschen mit Deckel zum Abfüllen

Äpfel samt Schale in mittelgroße Stücke schneiden. Apfelstücke in das Glas füllen, 2 EL Zucker pro 1 l Wasser hinzufügen und mit Wasser auffüllen, bis die Apfelstücke bedeckt sind. Obenauf schwimmende Apfelstücke täglich mit einem Löffel nach unten drücken und verrühren. Eine Schaumbildung ist unbedenklich. Das Glas mit einem Stück Küchenkrepp und einem Haushaltsgummi verschließen, damit keine Essigfliegen in das Glas gelangen. Nach etwa 2 Wochen beginnen sich die Äpfel im Glas abzusetzen. Das ist ein Zeichen dafür, dass die Gärung so gut wie beendet ist. Essigsäurebakterien fühlen sich zwischen 25–29 °C sehr wohl. Die Umgebungstemperatur hat also einen Einfluss auf das Gelingen. Nun die Apfelstücke durch ein Sieb absieben und erneut in das Ansatzglas füllen. Nochmals 4 Wochen durchziehen lassen.

Dann ist der Apfelessig fertig für den Gebrauch und kann in kleine, saubere Fläschchen mit Deckel umgefüllt werden. Die sich bildende Essigmutter enthält nicht nur darmfreundliche Bakterien, sondern kann auch als Starterkultur für einen neuen Apfelessig und alle anderen Essigsorten verwendet werden.

Apfelessig ist die Grundlage zur Herstellung von Kräuter- und Aromaessig.

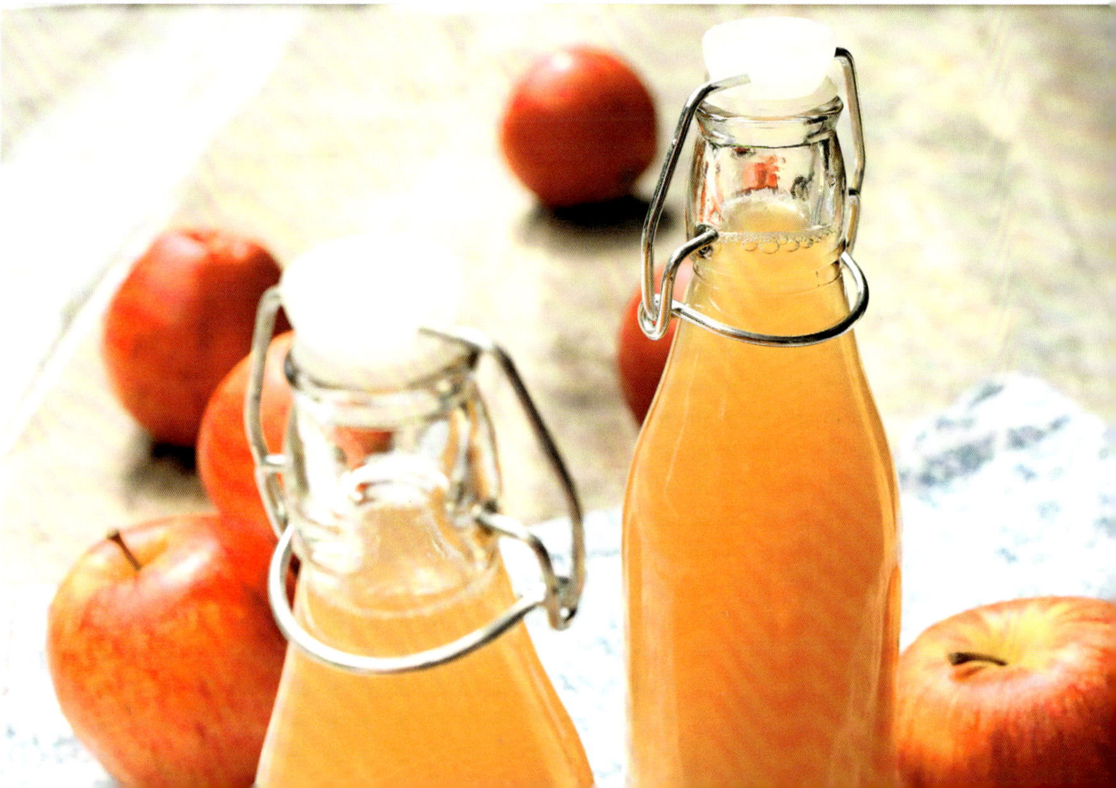

SO GELINGT DAS EINLEGEN IN ESSIG

Verwenden Sie nur frische und einwandfreie Zutaten. Als Einlegegefäße eignen sich saubere Einmachgläser mit Deckel oder auch Steinguttöpfe. Verwenden Sie keinesfalls Gefäße aus Metall. Die Säure greift das Metall an, und es können bedenkliche Stoffe in den Sud und das Einlegegut übergehen. Generell sollten die Gläser dunkel, kühl und trocken aufbewahrt werden. Einmal angebrochen, gehört das Eingelegte in den Kühlschrank und sollte dann alsbald aufgebraucht werden. Wenn sich Schimmel bildet oder Gärung entsteht, ist es nicht mehr genießbar und muss in jedem Fall entsorgt werden. Nicht nur mit Gartengemüse, auch mit den Früchten von Linden (siehe Seite 79), den Knospen von Löwenzahn (siehe Seite 113) oder Gänseblümchen lässt sich eine Art Kapern-Ersatz herstellen, die im Essigsud konserviert werden.

KRÄUTER- UND AROMAESSIG

Kräuter, Blüten, aber auch Beeren eignen sich zur Herstellung von Aromaessig. Dadurch ergibt sich eine Fülle an geschmacklichen Variationen. Dazu werden frische, vorbereitete Kräuter oder Blüten, aber auch Beeren in Flaschen oder Gläser gefüllt und mit Essig aufgefüllt. Dann lässt man sie 2–3 Wochen verschlossen durchziehen. Die Blüten oder Beerenstücke werden anschließend abgeseiht oder gefiltert, Kräuter können als Dekoration auch im Glas verbleiben oder mitgegessen werden.

Edler Aromaessig mit feinen Säurenoten eignet sich nicht nur zum Abschmecken von Salaten, Rohkost oder Suppen, sondern auch für edle Desserts oder als Beigabe im Aperitif. Im Sommer ist gekühltes Mineralwasser mit einem Spritzer Fruchtessig ein echter Durstlöscher. Besonders gut eignen sich Walderdbeeren, Himbeeren, Heidelbeeren, Brombeeren, Holunderblüten oder auch die Fruchtstände des Bärlauchs als Grundzutat für den Aromaessig.
Je nach Gusto können Sie auch Gewürze hinzufügen. Kombinationen wie Brombeeren und ein kleines Stück Zimtrinde, Holunderblüten und einige Zitronenscheiben oder auch Walderdbeeren mit etwas Basilikum sind beliebt, da die Gewürze das Aroma der Grundzutat unterstreichen.
Im kühlen Keller oder im Kühlschrank aufbewahrt hält so ein Essig mehrere Monate.

Grundrezept Wildkräuteressig

Zutaten:

- 150 g Wildkräuter oder Blüten (Borretsch, Brunnenkresse, Pimpinelle, Gundermann)
- 1 l Weißwein- oder Apfelessig
- passende Gewürze nach Gusto (Rosmarin, Basilikum, Knoblauch, Lorbeerblatt, Wacholderbeeren, Nelken)

Blüten, Kräuter, Früchte in ein sauberes Ansatzglas füllen, mit Essig übergießen, bis alle Pflanzenteile bedeckt sind. Mehrere Wochen ziehen lassen, dann durch ein Tuch abgießen und in saubere Flaschen umfüllen. Mit einem Deckel verschließen.

EINLEGEN IN ÖL – PIMP YOUR OIL

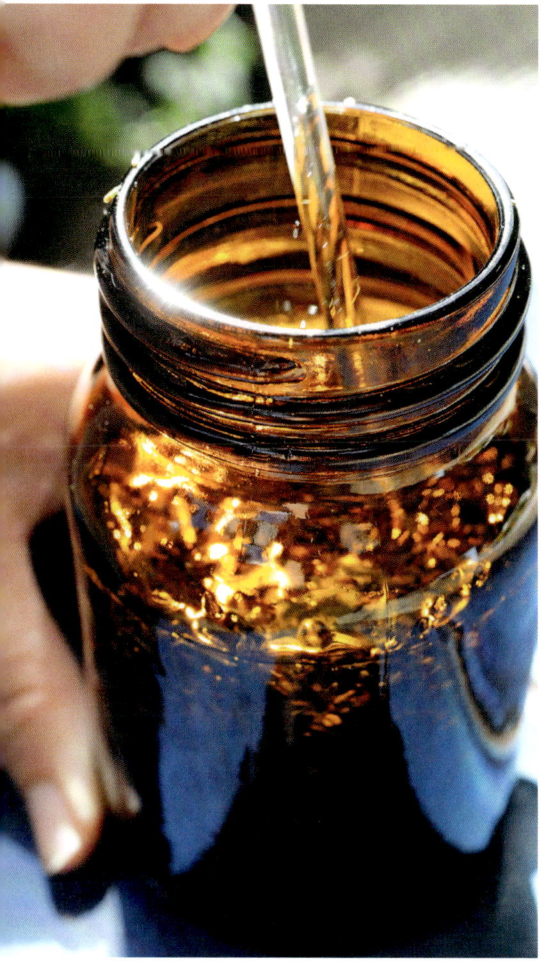

Es gibt viele Möglichkeiten, Kräuter mit Öl haltbar zu machen.

Seit vielen Jahrhunderten wird Einlegen in Öl oder Fett als Konservierungsmethode genutzt. So sollen die Einwohner Mesopotamiens bereits 2000 Jahre v. Chr. Gemüse in Öl eingelegt haben, um es länger haltbar zu machen. Bis heute hat sich das Verfahren vor allem in den südlichen Mittelmeerländern erhalten. Da Öl die Lebensmittel luftdicht umschließt, sind diese vor krankheitserregenden Mikroorganismen geschützt. In dem wasserfreien Milieu können sich Mikroorganismen nicht vermehren, sie werden allerdings nicht abgetötet. Gemüse wie Zucchini, Karotten, Paprika, Zwiebeln, Tomaten, aber auch Knoblauch oder Pilze werden gerne mit dieser Methode haltbar gemacht. Als Antipasti serviert, versprechen sie mediterranen Genuss pur.

Extra-Tipp

Wenn Sie Gemüse oder Kräuter auf diese Art einlegen möchten, sollten Sie sie dicht in ein sauberes Einmachglas schichten und jede Schicht einzeln mit Speiseöl übergießen. So lässt sich verhindern, dass sich Luftblasen bilden, die den Verderb vorantreiben.

Auch Fische und Käse lassen sich gut in Öl einlegen. Kräuter und Gewürze bekommen einen ganz besonderen Geschmack, und diese Methode bietet noch weitere Benefits. Durch das Fehlen von Sauerstoff im Öl werden Farb- und Geschmacksstoffe wie auch Inhaltsstoffe besonders gut erhalten. Einige geschmacksgebende und gesundheitsfördernde Stoffe wie ätherische Öle, Scharfstoffe oder Vitamine (Carotinoide, Vitamine D, E, K) sind aus-

schließlich oder überwiegend fettlöslich. Und das relativ kostspielige Konservierungsmittel Öl kann nach der Entnahme des Einlegeguts weiterverwendet werden: beispielsweise als Würzöl für Rohkost, als Grill- oder Salatmarinade.
Diesen Vorteilen stehen jedoch auch ein paar Nachteile gegenüber.
Grundsätzlich hat Öl den Nachteil, dass die Lebensmittel sich nicht ganz so lange darin konservieren lassen. Im Lebensmittel selbst sind Wasser und Sauerstoff enthalten, und abbauende Enzyme sorgen für den Verderb von innen heraus. Im Kühlschrank gelagert sind diese Lebensmittel daher nur wenige Wochen haltbar. Die Haltbarkeit erhöht sich jedoch durch Trocknen oder die Zugabe von Salz und Essig. So ist das Lebensmittel mehrere Monate haltbar. Je nach Rezept und Lagerbedingungen schwanken die Angben von 3–4 Monaten bis zu einem Jahr. Dunkle Glasgefäße wie auch ein dunkler und kühler Lagerort sind hier besonders von Vorteil, da Licht und Wärme das Verderben des Öls beschleunigen.
Fette neigen generell dazu, ranzig zu werden. Das gilt insbesondere für hochwertige kalt gepresste Öle. Dann sind auch das darin eingelegte Gemüse oder die Kräuter nicht mehr genießbar, weil ihnen der ranzige Geschmack anhaftet.

CLOSTRIDIUM BOTULINUM – GEFAHR FÜR DIE GESUNDHEIT

Botulismus ist eine seltene, aber ernstzunehmende Lebensmittelvergiftung, die tödlich enden kann. Sie wird durch den Giftstoff (Toxin) des Bakteriums Clostridium botulinum ausgelöst. Fatalerweise ist der Befall meist nicht erkennbar, denn die Lebensmittel riechen oder schmecken nicht anders als gewohnt.
Da es bei in Öl eingelegten Nahrungsmitteln vereinzelt immer wieder mal zu Krankheitsausbrüchen mit dem Nervengift bildenden Keim kommt, hat das Bundesinstitut für Risikobewertung (BfR) dazu eine Stellungnahme abgeben *(Quelle: Mitteilung Nr. 001/2016 des BfR vom 04. Januar 2016)*. Insgesamt bewertet das BfR die Haltbarmachung in Öl im Privathaushalt als nicht sicher und *„rät daher davon ab, selbst erzeugte Produkte wie Gemüse in Öl oder Kräuter in Öl im Privathaushalt auf Vorrat zu produzieren und zu lagern. Das gilt insbesondere für den Fall, dass die Produkte nicht vor dem Verzehr ausreichend erhitzt oder zum Kochen und Braten verwendet werden, sondern für die Zubereitung von Salaten und anderen rohen Speisen gedacht sind.“* Jeder, der diese, aber auch alle anderen Konservierungsmethoden anwendet, muss daher das Nutzen-Risiko selbst abwägen. Ich persönlich halte das Risiko für sehr gering, vor allem dann, wenn das Einlegegut gut durchgetrocknet verwendet wurde.

IN ÖL KONSERVIEREN – WIE WIRDS GEMACHT?

Besonders wichtig bei dieser Methode ist, alle Arbeitsgeräte gründlich zu reinigen und saubere, mit kochend heißem Wasser ausgespülte Gläser für das Einlegen zu verwenden. Die Deckel beziehungsweise die Deckeldichtungen sollten für ölhaltige Inhalte zugelassen und ohne PVC und Weichmacher sein. Bei Twist-off-Deckeln erfüllen Blueseal-Deckel diese Anforderungen. Sie haben einen blau gefärbten Dichtungsring. Flaschen sollten einen weiten Hals haben, damit die Kräuter nach der Ziehzeit wieder herausgenommen werden können.
Verwenden Sie keine nassen Kräuter, diese also gegebenenfalls nach dem Waschen trockenschleudern oder auf einem Küchentuch antrocknen lassen. Schadhafte Stellen und anhaftende Erde unbedingt entfernen. Bei der Herstellung von Kräuteröl, Kräuterpaste oder Pesto darauf achten, dass alle Zutaten fingerbreit mit Öl bedeckt sind. Im Öl dürfen sich keine Luftblasen bilden. Anschließend wird das Glas gut verschlossen und an einem kühlen, dunklen Ort gelagert.
Beim Entnehmen immer darauf achten, dass das Eingelegte vollständig mit Öl bedeckt ist, damit kein Schimmelbefall entsteht. Bei den Aromaölen die Kräuter und Gewürze nach einer mehrwöchigen Ziehzeit entfernen beziehungsweise das Öl durch ein Tuch sieben.

WELCHE ÖLE SIND GEEIGNET?

Bei der Wahl des Speiseöls sollten Sie auf hochwertige Öle zurückgreifen. Es eignen sich grundsätzlich alle Speiseöle zur Herstellung von Kräuterölen.
Geschmacksneutral sind Sonnenblumen-, Raps- oder Distelöl, auch Olivenöl wird gerne verwendet. Es hat jedoch einen Eigengeschmack und kann eine Bitternote haben, die nicht immer harmoniert.

KRÄUTERPASTE, PESTO, KRÄUTERÖL & CO

Mithilfe von Ölen lassen sich verschiedene Rezepte herstellen. Die nachfolgenden Grundrezepte sollen Sie zum Experimentieren inspirieren.
Bei Kräuterpasten erhöht sich die Haltbarkeit, da der hohe Salzgehalt zusätzlich konserviert.
Die Kräuterpaste teelöffelweise als Gewürz für Soßen verwenden, für Salatdressings oder den Kräuterquark.
Oder unter frischen Nudelteig mischen, so erhalten Nudeln eine tolle Farbe und schmecken sehr lecker.

Kräuterpaste – Konservieren mit Salz und Öl

Zutaten:

- 100 g Kräuter pur oder gemischt
- 10 g naturbelassenes Salz, grobe oder feine Körnung
- 100 ml Öl

Nützliches Zubehör:

- Mixer
- Einmachgläser mit geeigneten Deckeln

Alle Zutaten in einen Mixer geben und fein zerkleinern. Mit einem Teigschaber nach unten schieben. Nochmals gründlich pürieren. In saubere Gläschen abfüllen. Im Kühlschrank aufbewahrt, hält die Kräuterpaste für Monate.

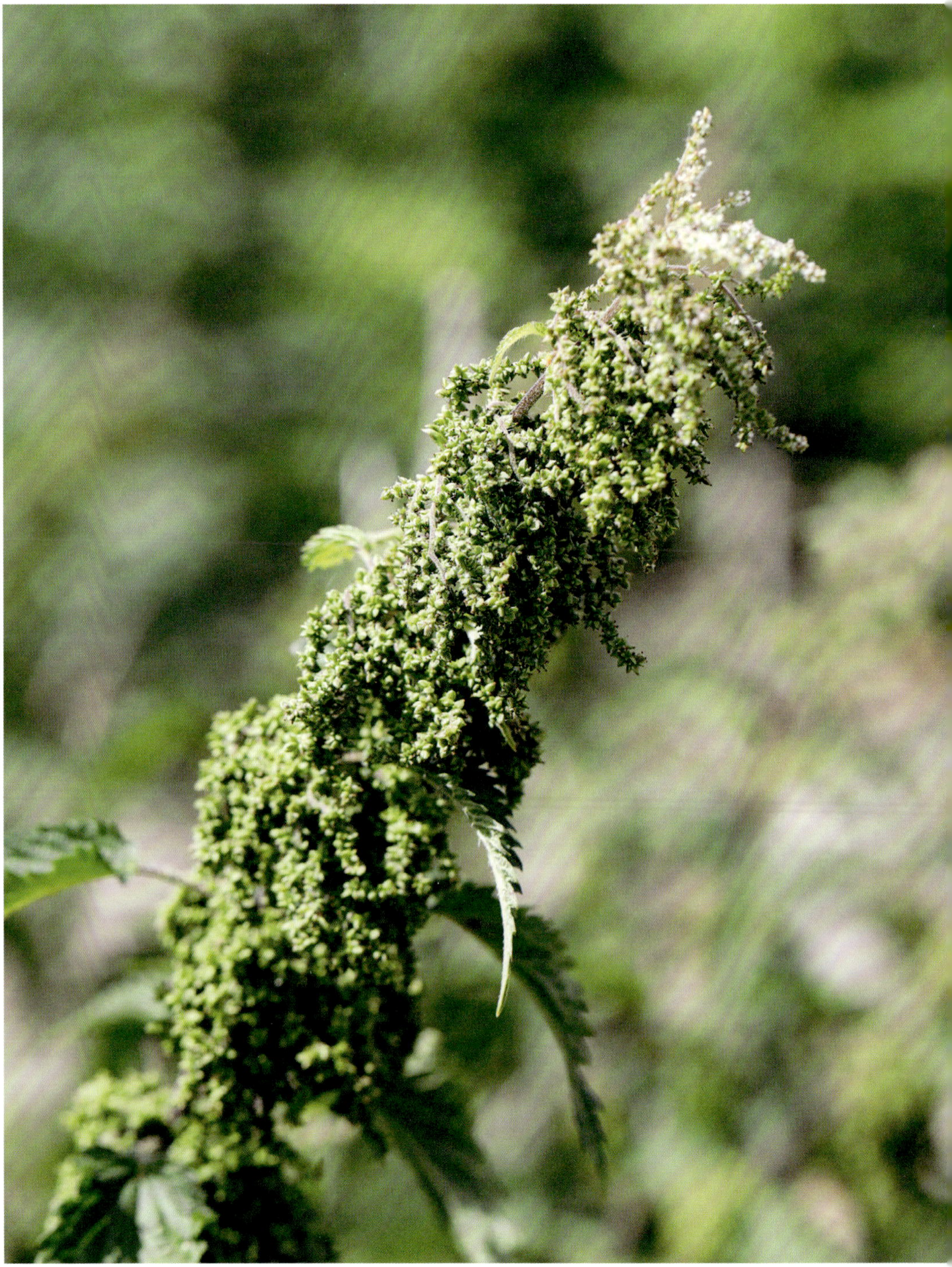

Wichtig: Die Paste stets mit einem sauberen Löffel entnehmen.
Alternative Konservierung: Die Kräuterpaste portionsweise in einer Eiswürfelform einfrieren und dann direkt – noch gefroren – Suppen oder Soßen beimischen.
Varianten Sammelzeit Frühjahr bis Frühsommer:
Bärlauch, Beifuß, Breitwegerich, Brennnessel, Frauenmantel, Giersch, Gänseblümchenblüten und -blätter, Gundermann, Löwenzahnblätter, Pimpinelle, Salbei, Sauerampfer, Schafgarbe, Spitzwegerich, Taubnesselspitzen
Sammelzeit Herbst und Winter:
Barbarakraut, Brennnessel, Spitzwegerich, Vogelmiere

PESTOS – DER VOLLE GESCHMACK IM GLAS

Sie schmecken herrlich als Brotaufstrich, zu Pasta oder eignen sich zum Würzen von Soßen und Salaten. Es müssen aber nicht immer Blätter oder Blüten verarbeitet werden. Auch Früchte respektive Samen können zu Pesto verarbeitet werden. Beispielsweise haben es die kleinen Samen der Brennnessel in sich: Sie punkten mit gesunden Fetten und Aminosäuren, Eisen, Kalzium und Vitaminen. So versorgen sie den Körper in stressigen und arbeitsreichen Zeiten mit Energie.

Bald ist Erntezeit und die Brennnesselsamen werden zu einem schmackhaften Pesto verarbeitet.

Extra-Tipp

Sammelzeit für die Brennnessel-Samen sind die Monate August bis November. Weibliche, d. h. hängende Samenstände von Brennnesselpflanzen mit der Schere abschneiden und zu Hause die Samen mit den Fingern abstreifen.
Im Spätsommer sind sie grün und werden zum Herbst hin braun. Dann haben sie einen nussig-malzigen Geschmack.
Die Brennnesselsamen lassen sich trocknen und zum Würzen von Brot verwenden, übers Müsli streuen, in Joghurt einrühren oder daraus eine Kräuterbutter zubereiten.

Pesto aus Brennnesselsamen

Als Brotaufstrich, auch zu Nudelgerichten oder Pellkartoffeln reichen
Zutaten:
- 5 Handvoll Brennnesselsamen
- 2 Knoblauchzehen
- Salz
- Olivenöl

Nützliches Zubehör:
- Mörser
- kleine Einmachgläser

Die Samen mit dem Mörser leicht anstoßen und in einer Schüssel auffangen. Knoblauch schälen und kleinschneiden, etwas Salz darüber streuen und nochmals fein hacken.
Das Knoblauch-Salz-Gemisch zu den Brennnesselsamen geben, die Zutaten vermengen. Etwas Olivenöl zugeben, nochmal vermischen und das Pesto in Gläser umfüllen. Olivenöl darüber gießen, bis alle Samen mit Öl bedeckt sind.
Kühl gelagert ist das Pesto einige Monate haltbar.

KRÄUTERÖL SELBST MACHEN – SO GEHTS

Von würzig, mild, scharf bis hin zu einer fruchtigen Note: Kräuter- und Gewürzöle lassen sich leicht selbst herstellen und sorgen bei vielen Gerichten für ein spezielles Aroma: als Marinade für den Salat, zu Gemüse- und Nudelgerichten oder auf ein krosses Brot geträufelt. Ein Fläschchen Wildkräuteröl ist ein schönes und persönliches Geschenk aus der Küche. Die Zutaten sind schnell gesammelt, hinzu kommt nur noch Speiseöl und gegebenenfalls einige Gewürze wie Pfefferkörner, Knoblauch oder Chili.

Wildkräuteröl, hergestellt aus pürierten Kräutern

Zum Abschmecken von Suppen, Soßen und Salaten, oder auf ein geröstetes Baguette träufeln

Zutaten:

- 2 Handvoll Sauerampfer
- 2 Handvoll Spitzwegerich
- 500 ml Pflanzenöl (Sonnenblumen-, Rapsöl)

Nützliches Zubehör:

- Pürierstab, Mixer
- 2 kleine Fläschchen mit Korken oder Schraubverschluss

Sauerampfer und Spitzwegerich haben im Frühjahr die beste Qualität.
Kräuter verlesen, waschen, trocknen, grob hacken und in den Mixer geben. Öl in einem Topf anwärmen, über die Kräuter geben und alles fein mixen. So entsteht ein frisches grünes Kräuteröl, das nur noch durch ein Passiertuch gefiltert werden und sofort in einer Schüssel mit Eisunterlage gekühlt werden muss. So bleibt die frische grüne Farbe lange erhalten. Das Wildkräuteröl mithilfe eines Trichters in die Fläschchen umfüllen und diese kühl und dunkel lagern. Vorzugsweise innerhalb weniger Wochen aufbrauchen.

Variante Wildkräutermischung aus Pimpinelle, Brennnesselblätter, Giersch

Kräuteröl mit eingelegten Kräutern

Zum Abschmecken von Salaten

Zutaten:

- wenige Triebspitzen von Nadelbäumen, 1 kleine Handvoll Kräuter
- 500 ml Öl (Sonnenblumen, Rapsöl, Distelöl, Maiskeimöl)

Nützliches Zubehör:

- dekorative Flaschen

Kräuter verlesen, welke und schadhafte Stellen entfernen. Wenn möglich die Kräuter nicht waschen, das fördert den Schimmelprozess. Kräuter in eine saubere Flasche geben und mit Öl aufgießen, bis alle Kräuter mit Öl bedeckt sind. Die Flasche luftdicht verschließen. Nach 2–3 Wochen haben die Kräuter ihre Aromen in das Öl abgegeben. Jetzt können Sie die Kräuter wieder entfernen. Das Öl an einem kühlen, dunklen Ort stellen. Es lässt sich problemlos mehrere Monate aufbewahren.

Varianten Kiefernnadeln, Latschenkiefer, Quendel, Salbei, Wacholderbeeren

Gänseblümchenbutter ist schnell gemacht.

KRÄUTERBUTTER AUS WILDKRÄUTERN

Butter ist ein Streichfett, das aus Sahne oder Molkensahne hergestellt wird.
Wie lange Butter genießbar bleibt, hängt von der richtigen Aufbewahrung ab:
Im Kühlschrank sind es mehrere Wochen, im Tiefkühlfach gar mehrere Monate. Da Fette generell gute Geschmackträger sind, eignet sich Butter ideal, um daraus Würz- oder Kräuterbutter herzustellen.

Gänseblümchenblütenbutter

Würzige Variante fürs Kräuterbaguette

Zutaten:

- 2 EL Gänseblümchenblüten
- 100 g weiche Butter
- naturbelassendes Salz oder Kräutersalz (Bärlauchsalz, anderes Kräutersalz)

Gänseblümchenblüten kurz abwaschen, auf einem Küchentuch trocknen. Gänseblümchen mit einem scharfen Messer fein wiegen. Die Butter mit einem Schneebesen aufschlagen, das Salz und die Blüten zufügen. Alle Zutaten gleichmäßig vermischen, zu einer Rolle oder Kugel formen und in eine kleine Schüssel oder Butterdose umfüllen.
Gekühlt ist die Kräuterbutter mehrere Wochen haltbar. Auf Baguette schmeckt sie am besten.
Das Brot einige Male auf der Oberseite einschneiden und die Zwischenräume mit der Kräuterbutter füllen. In den Backofen schieben und goldgelb aufbacken.

Extra-Tipp

Das Gänseblümchen blüht vom Frühjahr bis weit in den Spätherbst hinein. Ernten Sie vorzugsweise auf unbelasteten Wiesen nur die Köpfchen, die sich einfach mit Daumen und Zeigefinger vom Stiel abzwicken lassen.

Varianten Blühendes Kraut von Dost, Quendel, Schafgarbe

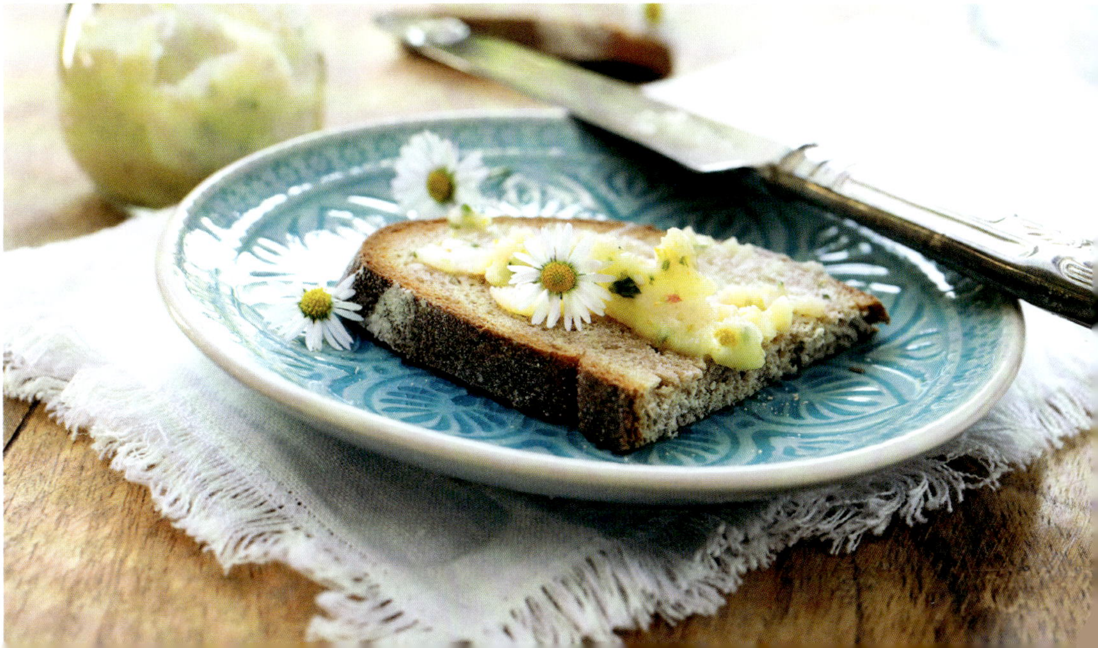

EINSALZEN – IST DIE KÖCHIN VERLIEBT?

Nein, wir wollen das Essen nicht versalzen, sondern mit Salz konservieren. Salz war lange Zeit ein rares und damit kostbares Handelsgut, um das die Menschen einst erbitterte Kriege führten, weil es ihnen Macht und Reichtum sicherte. Faden Speisen gibt Salz einen guten Geschmack, verfeinert fast jedes Gericht,

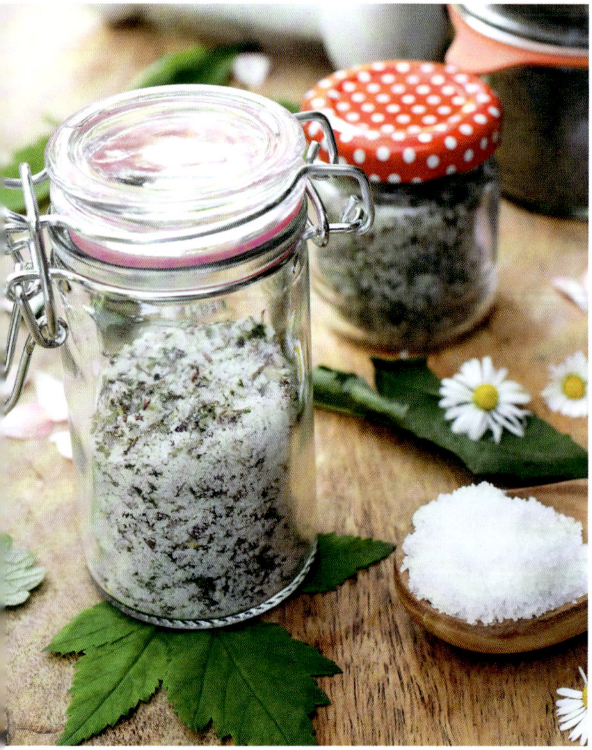

Kräutersalze können Sie in unendlich vielen Variationen herstellen.

und wo es einst an Salz fehlte, drohten Hunger und Krankheit. Nicht von ungefähr nannte man es lange Zeit auch „weißes Gold".

Steinsalz wie auch Meersalz sind Naturprodukte und wertvolle Lebens- und Heilmittel. Im natürlichen Zustand hat Salz 84 Elemente – Bausteine, die unseren Körper geschaffen haben und ohne die ein zellulärer Stoffwechsel gar nicht möglich ist. Handelsübliches Kochsalz kann jedoch nicht mehr als „Lebens-Mittel" bezeichnet werden, da es durch aufwendige Prozesse industriell verarbeitet, gebleicht und gereinigt wurde, bis nur noch die Elemente Natrium und Chlorid übrigbleiben. In dieser Form ist Salz mit gesundheitlichen Risiken verbunden. Alle frühen Hochkulturen wie Babylonier, Sumerer oder Ägypter nutzten Salz als Konservierungsstoff, um wertvolle Lebensmittel vor dem Verderb zu schützen. Die Bedeutung von Salz als Konservierungsstoff ist also schon lange bekannt. Durch das Verfahren des Einsalzens wird den Lebensmitteln Wasser entzogen und dadurch Mikroorganismen eine wichtige Lebens- und Vermehrungsgrundlage genommen. Darüber hinaus löst sich in salzhaltigem Wasser auch weniger Sauerstoff, was das Leben von Bakterien, insbesondere jener, die Sauerstoff für ihren Stoffwechsel benötigen (aerobe Bakterien), zusätzlich erschwert.

WIE VIEL SALZ MACHT LEBENSMITTEL HALTBAR?

Schon ab einer Konzentration von 2 % kann Salz bei der Haltbarmachung von Lebensmitteln unterstützen, ab rund 10 % kann Salz oftmals auch als alleinige Konservierung verwendet werden.
Salz wird traditionell zur Konservierung von Fleisch, Fisch, Käse oder Gemüse oder Kräutern verwendet. Beim Fleisch nennt man diesen Vorgang Pökeln.

WÜRZ- UND KRÄUTERSALZE

Mischungen aus Salz und einem oder mehreren Kräutern werden als Kräutersalze bezeichnet. Mit Wildkräutersalzen kann man sich den Zauber der Wildkräuter auch im Winter ins Haus holen. Sie sind schnell gemacht, schmecken hervorragend und eignen sich zum Würzen von kalten und warmen Gerichten. Gibt man Salz zu gekochten Speisen, ist es von Vorteil, es erst am Schluss hinzuzugeben, denn so bleiben die Inhaltsstoffe der Kräuter besser erhalten. Ein hoher Anteil an Kräutern gewährleistet, dass die typischen Kräuteraromen zur Geltung kommen. Kräutersalze sind aber nicht nur aromatisch, sondern auch ein ideales Würzmittel bei einer ausgewogenen und salzreduzierten Ernährung. In einer Kräuter-Salzmischung sollte das Salz-Kräuter-Verhältnis mindestens 80:20 betragen, das heißt 20 % Kräuter oder mehr enthalten. Hochwertige Mischungen weisen oft einen noch höheren Anteil an Kräutern auf und schmecken dadurch besonders intensiv. Grundsätzlich gilt jedoch: je höher der Salzanteil, desto länger die Haltbarkeit.

NATURSALZE FÜR DAS KRÄUTERSALZ

Wenngleich jedes Salz zur Kräutersalzherstellung verwendet werden kann, empfehle ich aus oben genannten Gründen die Verwendung von Natursalzen. Dazu gehört Meersalz, das durch Verdunstung in sogenannten Salzgärten gewonnen wurde – Fleur de Sel und Flor de Sal gehören zu den Meersalzen. Steinsalze werden bergmännisch gewonnen, zerkleinert und zu Salz vermahlen. Das rosafarbene Himalayasalz oder Wüstensalz gehört zu den exotischen Vertretern. Auch in Deutschland gibt es Salzstollen, in denen bergmännisch abgebaut und das gewonnene Salz weder industriell bearbeitet oder chemisch gereinigt wird. Rieselhilfen, Trennmittel oder Zusatzstoffe sind generell nicht nötig, und einige davon (insbesondere Aluminiumsilikate, Ferrocyanide und Eisentartrat) gar gesundheitlich umstritten. Ob das Salz nun grobkörnig oder fein gemahlen ist, ist reine Geschmackssache.

KRÄUTERSALZE AUFBEWAHREN UND LAGERN

Um die feine Würze zu erhalten, sollte das Salz stets vor Feuchtigkeit und Sonnenlicht geschützt gelagert werden. Da Salz den Kräutern Feuchtigkeit entzieht, kann es etwas klumpen, was den Geschmack jedoch nicht beeinträchtigt. Zur Lagerung können Dosen oder Gläser mit Deckel (Korken, Twist-off, Glasdeckel) verwendet werden. Auf gekauften Kräutersalzen finden Sie immer ein Mindesthaltbarkeitsdatum. In der Regel ist Kräutersalz sehr lange haltbar. Bis zur nächsten Ernte allemal …

DIE WAHL DER KRÄUTER …

Bei der Wahl der Kräuter und Kräutermischungen dürfen Sie ruhig experimentieren. Erlaubt ist, was schmeckt. Sicher kennen Sie die mediterranen Salz-Kräuter-Mischungen aus dem Laden mit Rosmarin, Thymian oder Oregano. Grundsätzlich können Sie jedoch auch jedes Wildkraut zu Kräutersalz verarbeiten, sofern es essbar ist und keinen störenden Geschmack hat.

- Beispiele für Wildkräuter, bei denen Blätter verarbeitet werden:
  Bärlauch, Brennnessel, Brunnenkresse, Giersch, Knoblauchsrauke, Löwenzahn, Pimpinelle, Spitzwegerich, Vogelmiere, Engelwurz, Beifuß, Bärenklau
- Beispiele für eine Vorratshaltung von Blütensalz, bei der Sie neben Blättern auch anteilig Blüten untermischen können:
  Borretsch, Gänseblümchen, Taubnessel, Beinwell, Dost, Gundermann, Günsel

Grundsätzlich können Sie die Kräuter getrocknet oder auch frisch verarbeiten. Beide Varianten sind gut haltbar. Kräutersalze eigenen sich vielfältig zum Würzen: für Suppen, Eintöpfe, Soßen, Fleisch, Fisch, aber auch Kartoffel- und Gemüsegerichte und Grillgut.

Kräutersalz aus getrockneten Kräutern

Je trockener das Kraut ist, desto besser lässt es sich mischen. Deshalb die Kräuter waschen, trockenschütteln, auf Küchenkrepp ausbreiten und so lange trocknen lassen, bis sie rascheln. Grobe Stängelanteile entfernen, die Kräuter sehr fein hacken. Kräuter mit einem Anteil an ätherischem Öl (Quendel, Beifuß, Schafgarbe) können auch kurz mit dem Mörser bearbeitet werden. Das setzt die ätherischen Öle optimal frei. Gehackte Kräuter mit dem Salz mischen und in das Glas füllen. Zum Abfüllen kleine Gläser verwenden. Ich verwende Gläser mit Korken oder Weckgläser.

Kräutersalz mit frischen Wildkräutern konservieren

Zutaten:

- 2 Handvoll junge Blätter von Wildkräutern (Giersch, Bärlauch, Knoblauchsrauke, Borretsch), pur oder gemischt
- unbehandeltes Salz, Verhältnis Kräuter – Salz 1:1 (Volumen)

Nützliches Zubehör:

- Mörser
- Gläschen zum Abfüllen

Wildkräuter verlesen, waschen, fein wiegen. Salz in einen Mörser geben und die Wildkräuter zufügen. Nun mit dem Stößel Salz und Kräuter zerreiben. So tritt Pflanzensaft aus und das Salz bekommt eine hellgrüne Farbe. Das feuchte Kräutersalz dünn auf einem Backpapier aufstreichen und 2 Tage bei Zimmertemperatur trocknen lassen. Da das Kräutersalz bei diesem Vorgang verklumpt, erneut in den Mörser geben und verreiben. So wird das Salz streufähig. In kleine Bügel- oder Schraubgläser abfüllen.

Quendelsalz

Perfekte Würze für Wild, Fisch, zu rosa gebratenem Fleisch

Zutaten:

- 100 Gramm Meersalz (Fleur de Sel)
- 1 Handvoll Quendelblätter
- 1 TL Quendelblüten
- etwas Zitronenabrieb (wahlweise)

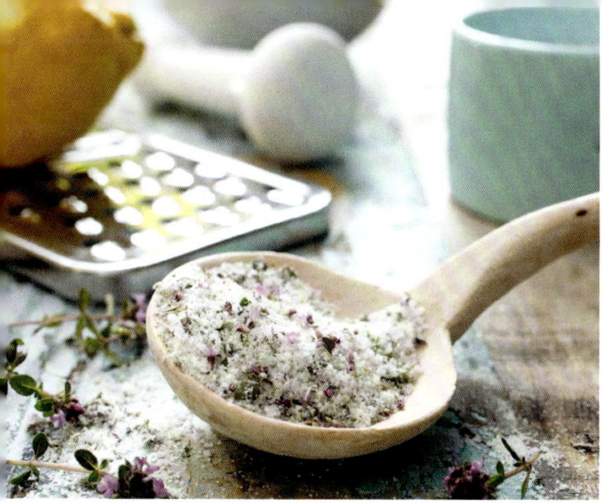

Quendelsalz mit Zitronenabrieb verleiht Ihren Gerichten aromatische Frische.

Nützliches Zubehör:

- kleine Gläser mit Deckel (Glas, Korken)

Alle Zutaten in den Mörser geben und zerstoßen, bis sie gleichmäßig zerkleinert sind. Sobald das Salz die gewünschte Körnung hat, kann es in ein kleines Glas abgefüllt werden und ist für mindestens ein Jahr haltbar.

Extra-Tipp

Der Abrieb einer unbehandelten und gut gewaschenen Zitrone verleiht dem Salz eine schöne Frische.

Frühlingsfrisches Wildkräutersalz

Ernte von Ende März bis April

Zutaten:

- 2 Handvoll Wildkräuter (Giersch, Brennnessel, Löwenzahn, Knoblauchsrauke, Gundermann, Vogelmiere, Gänseblümchen)
- 200 g naturbelassenes Salz

Nützliches Zubehör:

- Mixer
- Backblech mit Backpapier

Kräuter verlesen, grob zerkleinern. Zusammen mit dem Salz in den Mixer füllen, zerkleinern. Die feuchte Kräutermasse entweder auf Backpapier ausbreiten oder auf den Einsätzen des Dörrautomaten (mit Folie belegt) auslegen und mehrere Stunden trocknen, ggf. nochmals zerkleinern. Sogleich in kleine Gläschen abfüllen und zum Abschmecken von Suppen, Eintöpfen verwenden.

Sommerliches Wildkräutersalz von der Blumenwiese

Ernte im Juli und August

Zutaten:

- 2 Handvoll Wildkräutermischung von einer Magerwiese (Heilziest-Blüten, Schafgarbenkraut, blühender Quendel, Dost) ohne derbe Stiele
- 200 g unbehandeltes Salz

Nützliches Zubehör:

- kleine Bügelgläser, Twist-off-, Weckgläschen

Die Kräuter verlesen und 2–3 Tage im Halbschatten trocknen lassen. Kräuter zwischen den Händen verreiben oder mit einem Mörser zerkleinern, mit dem Salz mischen und in die Gläser abfüllen.

Salz aus Herbst- und Winterpflanzen

(Ernte im Herbst und Spätherbst)

Beispiele für Kräuter, die je nach Standort und Witterung auch in der kalten Jahreszeit wachsen:

- Ehrenpreis (Bachbungen-Ehrenpreis, Echter Ehrenpreis, Gamander-Ehrenpreis), Vogelmiere, Gänseblümchen, Brennnessel, Giersch, Gundermann, Löwenzahn, Schafgarbe, Schaumkräuter, Barbarakresse.

Zubereitung wie bei den zuvor beschriebenen Rezepten angegeben.

EINKOCHEN – JETZT GEHTS ANS EINGEMACHTE …

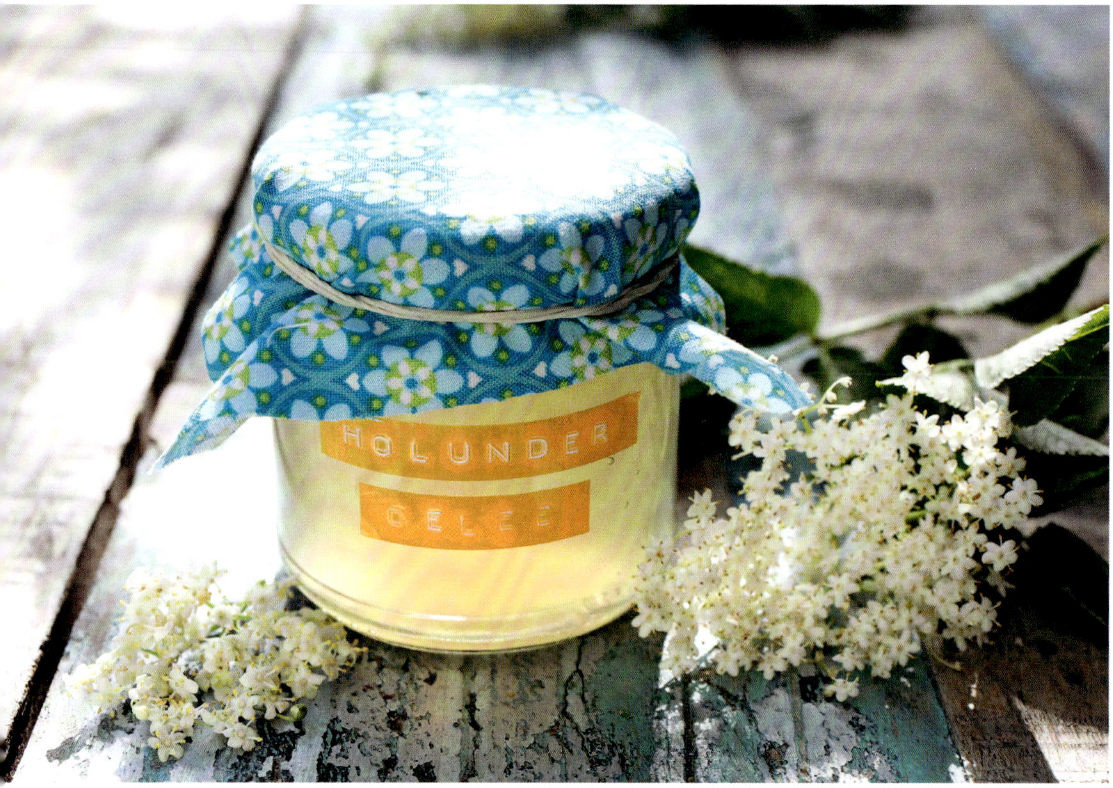

Mit Gelee und Co. können Sie den Sommer auch im Winter genießen.

Einkochen, Einmachen, Einwecken, regional auch Einrexen sind Begriffe für dieselbe Konservierungsmethode: Lebensmittel werden in Gläser gefüllt und im Wasserbad erhitzt. Unsere Großmütter haben fleißig geweckt, um Lebensmittel länger haltbar zu machen: Marmelade, Kompott oder Mus, aber auch Suppen, Pasteten und Fleisch. In den meisten Fällen kamen Obst und Gemüse aus dem eigenen Garten ins Glas, aber auch Wildfrüchte, die rund um den Hof wuchsen.

So schuf man sich einen Vorrat für den Winter. Galt Einkochen für Jahrzehnte als altbacken, erlebt diese Konservierungsmethode derzeit einen Boom.

Gute Gründe fürs Einkochen gibt es viele: Nachhaltigkeit, Regionalität und Saiso-

nalität werden wieder wichtig und auch gesundheitliche Gründe sprechen dafür: Reizdarm, Nahrungsmittelunverträglichkeiten und Allergien nehmen zu, daher ist es sinnvoll zu wissen was im Essen steckt.
Und ein wenig Nostalgie ist auch beim Einkochen dabei.

WIE FUNKTIONIERT EINKOCHEN?

Durch den Einkochvorgang entsteht Hitze im Glas, und somit werden krankmachende Keime abgetötet. Zusätzlich bildet sich ein Vakuum, welches ein Glas dicht verschlossen hält und den Inhalt vor äußeren Einflüssen schützt. Ein Vakuum entsteht dann, wenn sich Luft im Glas durch Hitzeeinwirkung ausdehnt und ein Verschluss – meist ist es eine Kautschukdichtung – den Austritt, jedoch nicht das Nachströmen von Luft zulässt. Es entweicht so lange heiße Luft aus dem Glas, bis sich der Inhalt abgekühlt hat. Anschließend zieht sich der Inhalt beim Abkühlen zusammen, und da keine Luft mehr ins Glas gelangt, entsteht ein Vakuum.
Bei Gläsern mit Twist-off-Verschluss oder Schraubdeckeln mit einem Button genügt ein Blick, um zu sehen, ob das Vakuum intakt ist, dann wölbt sich der Deckel nach innen.
Bei Weckgläsern senkt sich bei intaktem Vakuum die Lasche der Kautschukdichtung nach unten.
Zudem erkennen Sie ein intaktes Vakuum daran, dass sich selbst schwere Gläser trotz entfernter Klammern am Glasdeckel anheben lassen, ohne das diese sich öffnen. Ob das Vakuum nach Monaten der Lagerung noch hält, hört man auch durch ein Zisch- oder Plopp-Geräusch beim ersten Öffnen.
Wichtig: Ist das Vakuum nach einigen Tagen, Wochen oder Monaten nicht mehr intakt, ist das ein sicheres Anzeichen für Verderb. Der Inhalt muss in diesem Fall unbedingt entsorgt werden.

GLÄSER, EINKOCHAUTOMAT, EINKOCHTOPF & CO

Sie brauchen zum Einkochen Gläser, die sich luftdicht verschließen lassen. Die klassischen Weckgläser bestehen aus hitzefestem Glas, einem Glasdeckel, einer Kautschukdichtung und Federklammern, die nach dem Einkochen und Abkühlen wieder entfernt werden.
Twist-off-Gläser eignen sich grundsätzlich auch fürs Einkochen. Die Deckel werden zunächst lose aufgelegt und erst nach dem Einkochvorgang fest verschraubt. Bei diesem Vorgang kann man sich schnell die Finger verbrennen. Um einen hitzefesten Handschuh werden Sie nicht herumkommen.Da die Gläser im Wasserbad eingekocht werden, brauchen Sie einen großen Topf oder spezielle Einkochautomaten.
Grundsätzlich stellt sich die Frage, ob die Anschaffung eines Einkochautomaten sinnvoll ist. So ein Einkochautomat ist groß, wenig stylish und braucht Stauraum.
Es sprechen jedoch viele Gründe für diese einmalige Anschaffung, denn er ermöglicht sicheres Einkochen vieler Gläser zur gleichen Zeit. Wer regelmäßig einkocht, ist also mit einem Einkochautomaten gut beraten. Er erhitzt das Wasser und hält die Temperatur konstant auf einem Niveau,

hat in der Regel eine Zeitschaltuhr und einen Überhitzungsschutz. Einkochen im Gas- oder Elektroherd funktioniert prinzipiell auch, jedoch ist der Energieaufwand deutlich höher als im Einkochautomaten und die trockene Hitze macht die Einkochringe schnell spröde und damit nicht mehr brauchbar.
Weitere Alternative: der Schnellkochtopf. In ihm steigen die Temperaturen rasch und sind hoch, weshalb Gläser schnell platzen. Bestimmtes Füllgut, wie weiche Beeren oder bestimmte Obstarten, wird im Schnellkochtopf schnell matschig.
Das Einkochen in einem Mikrowellengerät wird von den Glasherstellern generell nicht empfohlen.
Nützliches Zubehör fürs Einkochen: Geschirrtücher, auf denen die heißen Gläser abkühlen können, und ein Glasheber, um sich nicht die Finger zu verbrennen. Einfülltrichter sind für Flüssigkeiten sinnvoll, ebenso Etiketten, die sich wieder vom Glas abziehen lassen.

EINKOCHREGELN FÜR DEN EINKOCHAUTOMATEN

Alle Gläser müssen mindestens zu ¾ im Wasser stehen. Das Einkochwasser wird der Temperatur von Glas und Inhalt angepasst: Wird das Produkt kalt eingefüllt, ist auch das Einkochwasser kalt. Wird das Produkt heiß abgefüllt, ist auch das Einkochwasser heiß. Diese Regel verhindert Spannungen im Glas und damit ein Bersten. Die Gläser werden noch heiß nach dem Einkochvorgang entnommen. Im Einkochautomaten dürfen Gläser auch gestapelt werden – das ist bei allen anderen Einkochvarianten nicht möglich.

VORBEREITUNGEN UND EINKOCHEN

Hygiene ist wichtig, damit das Einkochergebnis lange hält. Das beginnt mit sauberen Arbeitsutensilien wie Schneidebrett, Messer, Geschirrtücher.
Überprüfen Sie die Gläser auf ihren einwandfreien Zustand. Risse im Glas können zum Glassprung führen, sobald Heißes abgefüllt wird. Abplatzungen am Glasrand oder den Glasdeckeln verringern die Dichtigkeit und die Haltbarkeit. Die Gläser müssen absolut sauber und keimfrei sein. Dies kann durch das Abkochen bei rund 10 min erfolgen. Die Keimfreiheit erreicht man auch im Ofen durch Erhitzen bei 130 °C über 10 min.
Deckel und Dichtungen müssen saber und intakt sein. Deshalb Deckel und Gummiringe vorzugsweise im Wasserbad mit einem zugesetzten Schuss Essig auskochen – das verhindert Kalkablagerungen. Da Gummi und Kunststoffdichtungen bei trockener Hitze Schäden bekommen, immer im Wasserbad auskochen.
Die Gläser sollen nie bis zum Rand befüllt werden. Bei flüssigen Produkten wie Säften rund 3–4 cm Platz zum Deckel lassen, da sich Flüssiges sonst zwischen Deckel und Dichtung schiebt. Bei halbfestem Inhalt wie Marmelade reichen 1,5–2 cm Platz bis zum Deckel.

Zwar gehen beim Einkochen Vitamine verloren, doch Hagebuttenmarmelade ist immer noch ein willkommener Kick für das Immunsystem.

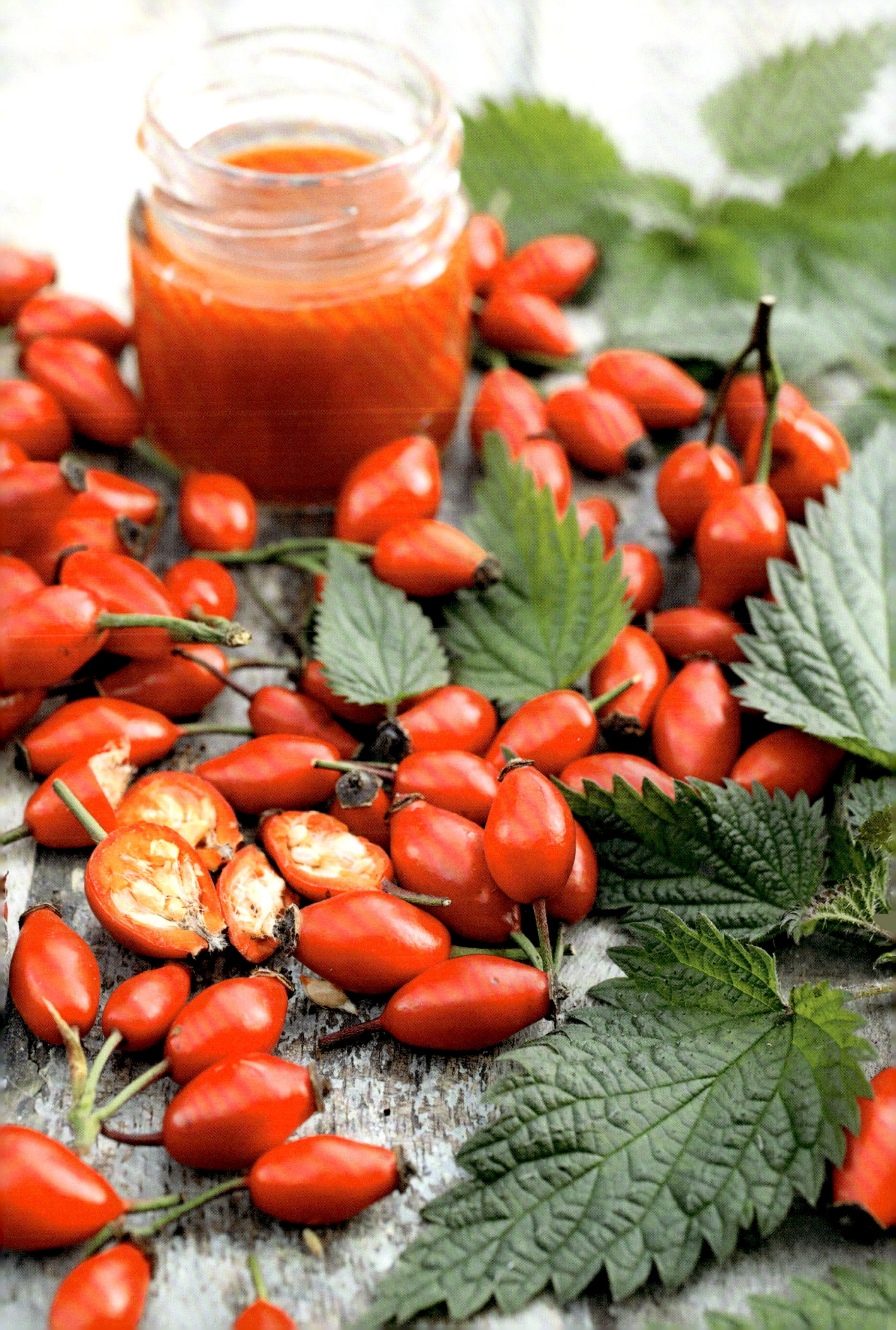

HALTBARKEIT UND LAGERUNG

Eingekochtes ist mindestens bis zur nächsten Ernte, in den meisten Fällen sogar noch länger haltbar. Manchmal verliert das Einkochgut jedoch an Farbe und auch die Konsistenz kann sich bei langer Lagerung verändern.
Was die Krisensicherheit anbelangt, hat Eingekochtes eindeutige Vorteile. Ein Stromausfall kann dem gut gefüllten Kellerregal nichts anhaben. Solange der Lagerplatz eine Temperatur von 25 °C nicht überschreitet, können Sie Eingekochtes überall lagern und stapeln. Ideal ist ein kühler und dunkler Kellerraum, denn je dunkler und kühler es ist, desto länger halten sich Farbe und Konsistenz des Eingekochten.

TIPPS UND FRAGEN RUND UMS EINKOCHEN

In diesem Kapitel erfahren Sie, wie Sie beim Einkochen typische Fehler vermeiden, Freude gewinnen – und den Vorratsschrank ohne industriell hergestellte Produkte aus dem Supermarkt für den Winter füllen können.

Einkochen ohne Zucker und Flüssigkeit

Bei den meisten der nachfolgenden Einkochrezepte ist Zucker eine wesentliche Zutat. Aus gesundheitlichen, vielleicht auch aus geschmacklichen Gründen möchten Sie jedoch lieber auf Zucker verzichten. Sie können im Prinzip jede Art von Frucht ohne Zucker und Zugabe von Flüssigkeit einkochen und damit lange haltbar machen. Entscheidend fürs Gelingen ist die Kerntemperatur der Früchte. Diese muss 80 °C im Inneren erreichen, damit die Frucht komplett pasteurisiert ist. Erreicht die Temperatur im Innren der Früchte diese Temperatur nicht, kommt es bei längerer Lagerung zu Schimmelbildung. Bei kleinen Gläsern, bei zimmerwarmen Früchten genügt eine Einkochzeit von 30 min bei 90 °C, verwenden Sie jedoch größere Gläser oder großstückige Früchte, die vielleicht vorher noch im Kühlschrank gelagert wurden, werden 30 min bei 90 °C nicht ausreichen, um im Inneren der Früchte eine Kerntemperatur von 80 °C zu erreichen.
Die häufig gestellte Frage, ob man Zucker einfach austauschen kann, lässt sich pauschal nicht beantworten. Honig wie auch Zuckeraustauschstoffe (z. B. Erythrit) können beispielsweise auskristallisieren, und dann bekommt der Sirup oder die Marmelade eine harte Konsistenz.

Vitaminverluste beim Einkochen

Ohne Zweifel: Durch Erhitzen gehen Vitamine verloren. Die in den Früchten enthaltenen Mineralstoffe und Spurenelemente bleiben jedoch erhalten. Generell lässt sich sagen, dass der Vitaminverlust beim Einkochen kaum höher ist als durch übliches Garen. Frisch gepflücktes Wildobst hat gegenüber Obst aus dem Laden ohnehin den Vorteil, dass es keine langen Transportwege hinter sich hat. Denn das weitgereiste Obst und Gemüse aus Übersee hat auf dem Transportweg in der Regel bereits rund 50 % der wertvollen Vitamine eingebüßt.
Durch das Einkochen reifer heimischer Früchte und zeitnahe Verarbeitung entsteht ein ähnlich hoher Prozentsatz an Vita-

minverlusten; je nach Obstart zwischen rund 40 und 60 %. Unter dem Einkochprozess leiden am meisten die Vitamine C, B_1, B_5 (Pantothensäure), B_6, B_9 (Folsäure) und B_{12}, hingegen sind die Vitamine A, D und E, B_2, B_3 kaum hitzeempfindlich beziehungsweise widerstandsfähig gegen Hitze.

Tiefkühlen versus Einkochen – Wer ist der Punktsieger?

Seit den 1960er-Jahren steht fast in jedem Haushalt ein Tiefkühlgerät. Tiefkühlen gilt als schonend, gewährleistet eine lange Haltbarkeit, Frische und Portionierbarkeit. Die Energiewende erfordert jedoch ein Umdenken, und auch die Lagerkapazitäten eines Gefrierschrankes sind begrenzt. Über ein zweites oder gar drittes Gerät nachzudenken ist in Zeiten der Energiekrise nicht relevant.

Hier einige der abzuwägenden Punkte zusammengefasst:

- Beim Tiefkühlen / Einfrieren ist die Nährstoffbilanz etwas günstiger als beim Einkochen. Auch der Aufwand des Einfrierens ist geringer als beim Einkochen.
- Der Energieaufwand beim Einkochen punktet jedoch deutlich gegenüber dem Einfrieren, denn hier muss ständig Energie zugeführt werden, damit die Temperatur konstant niedrig gehalten werden kann.
- Wenn es um Konsistenz und Geschmack geht, haben sowohl Eingekochtes als auch Eingefrorenes Vor- und Nachteile. Beim Gefrieren platzen bei Obst die Zellwände und dies kann deswegen nach dem Auftauen eine matschige Konsistenz bekommen. Besonders Erdbeeren leiden darunter. Am besten Beerenfrüchte auf einem Backblech verteilt vorgefrieren und nach 24 Std in einen Behälter umfüllen.
- Eingekochte Säfte, Mus oder Marmeladen können sofort verwendet werden, während das nach Gefrieren nicht der Fall ist. Was die Haltbarkeit betrifft, punktet das Eingekochte.
- Zum Schluss ist der Aspekt der Sicherheit ganz wesentlich. Denn schließlich will niemand durch konservierte Lebensmittel krank werden. Gefrorenes ist mit Ausnahme von Salmonellen sehr sicher, was die mikrobiologische Belastung angeht. Beim Einkochen kann das Thema Botulismus (siehe auch Seite 38) relevant sein. Die in diesem Buch vorgestellten Einkochbeispiele sind jedoch allesamt sicher in der Verwendung, da Botulismus nur in Kombination mit säurearmen oder eiweißreichen Lebensmitteln (Fleisch, Fisch, Hülsenfrüchte) entstehen kann – und auch hier nur dann, wenn die Einkochtemperatur und Einkochzeit zu gering waren.

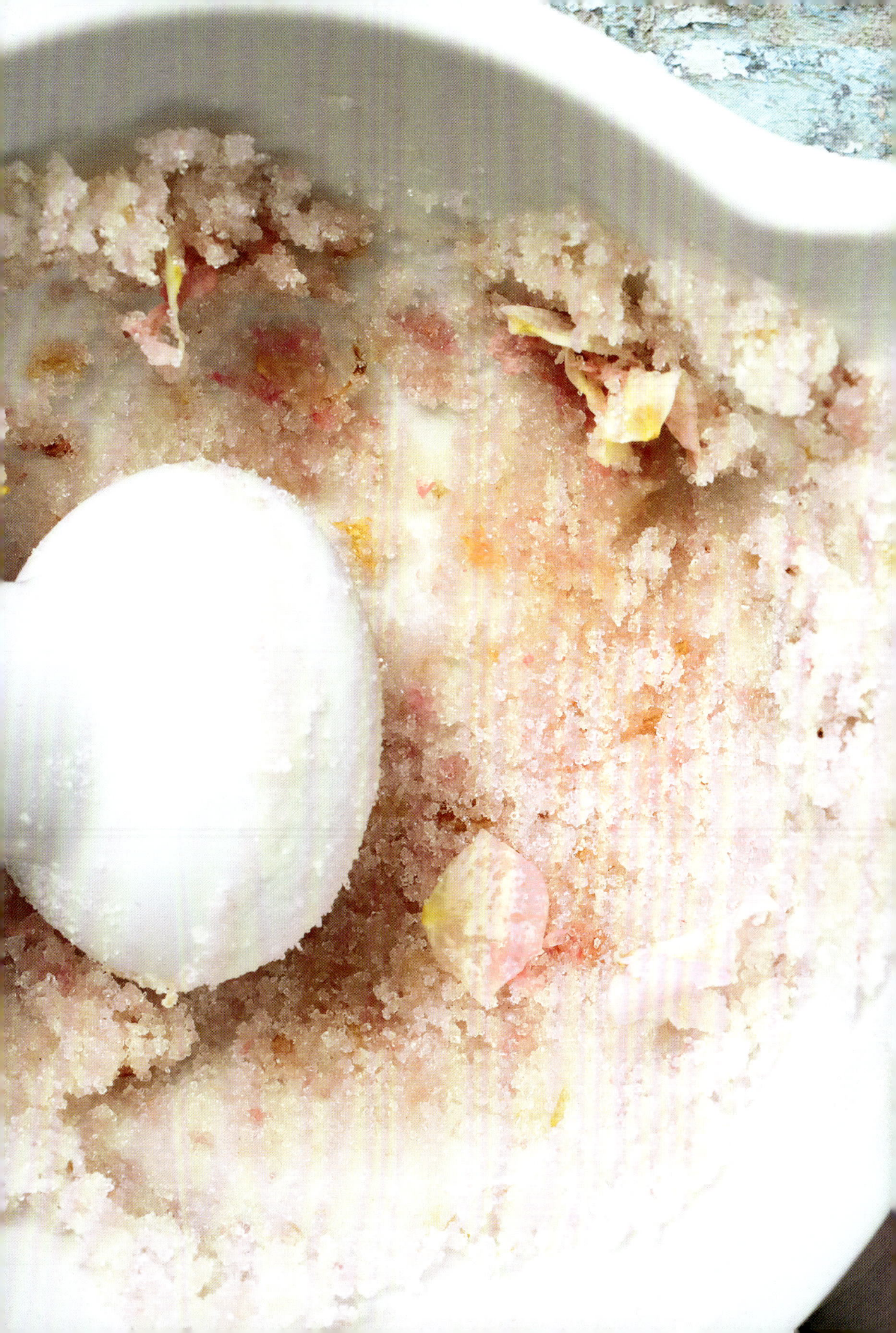

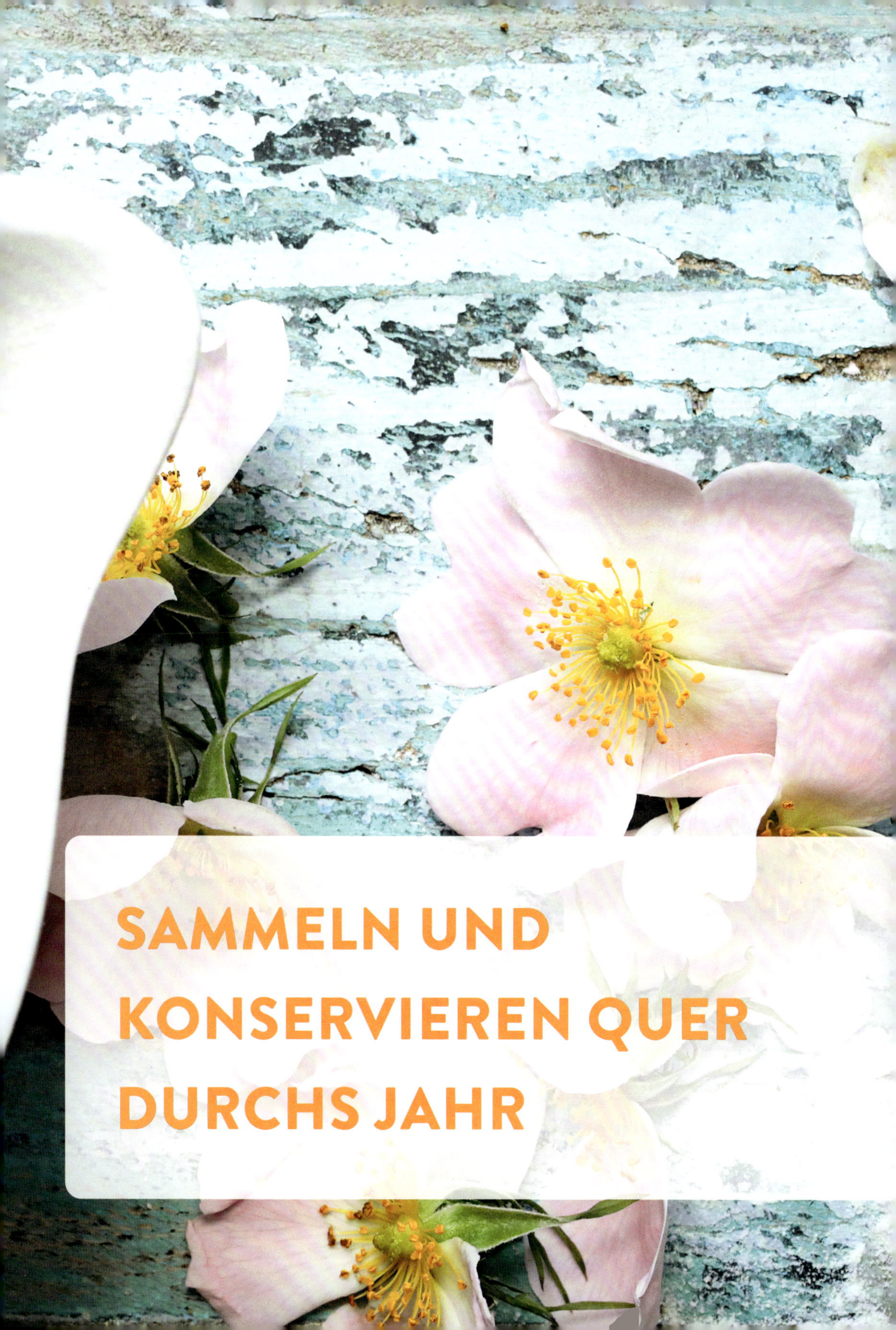

SAMMELN UND KONSERVIEREN QUER DURCHS JAHR

BÄRLAUCH – MÄRZ BIS MAI

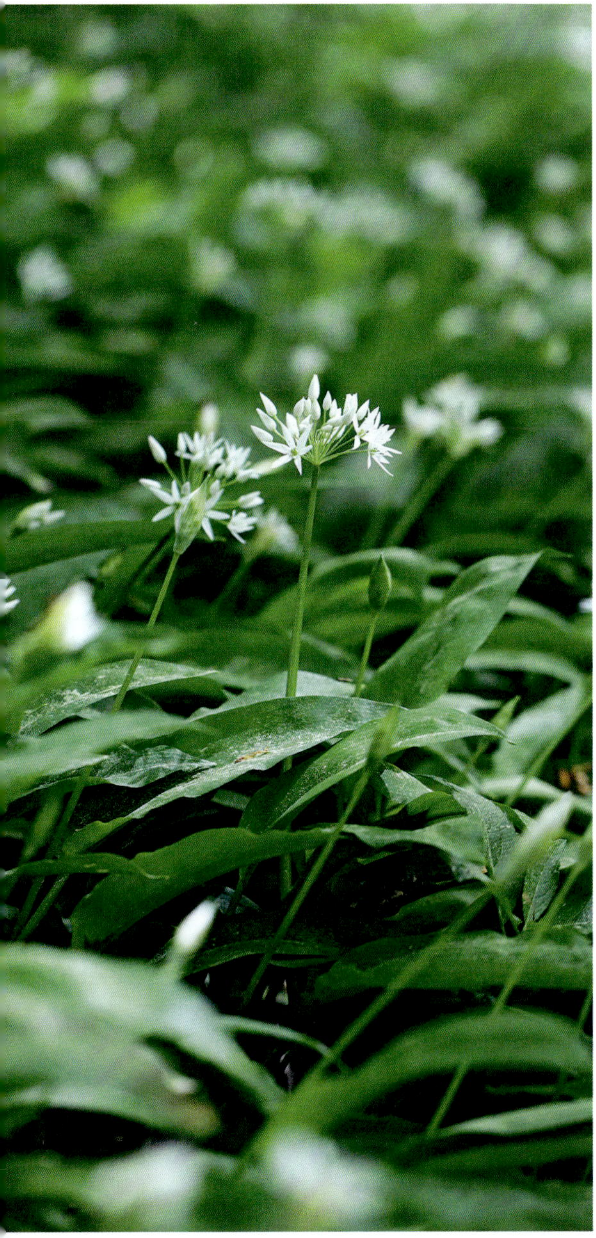

Bärlauch ist mit Schnittlauch und Knoblauch verwandt. Er breitet sich besonders in krautreichen und nährstoffreichen Au-, Laub- und Mischwäldern aus, da hier dauerhaft die nötige Bodenfeuchte herrscht. Die saftig-grünen Blätter des Bärlauchs sind von März bis in den April erntereif, Knospen und Blüten zeigen sich Ende April bis in den Mai hinein. Das Frühjahrskraut schmeckt nicht nur scharf und frühlingshaft frisch, sondern gilt in der Heilkunde als blutreinigend, kräftigend und entgiftend. Bärlauch sieht einigen Giftpflanzen ähnlich und wurde schon mit dem Maiglöckchen, der Herbstzeitlosen oder dem Aronstab verwechselt. Achten Sie deshalb auf die Merkmale des Bärlauchs: Das Blatt ist oberseits grasgrün und glänzend, unterseits matt. Pro Stiel treibt jeweils nur ein Blatt. Schon wenig Druck auf die Blätter hinterlässt Druckstellen, die einen intensiven Knoblauchgeruch freisetzen.
Die Geruchsprobe hat jedoch Tücken: Wenn der Knoblauchgeruch eines vorangegangenen Tests noch an den Fingern haftet, kann das zu einem falschen Ergebnis führen. Bärlauchsammler sollten also die Pflanze mit all ihren Merkmalen gut kennen.

Wie ein Teppich schmiegt sich der Bärlauch an den Waldboden.

Geeignete Konservierungsverfahren

Blätter und Blüten: Einlegen in Salz, Essig, Öl
Knospen: Fermentieren
Blätter: Lassen sich als Pesto verarbeitet oder in Butter gerührt gut einfrieren.
Achtung: Durch Trocknen verliert Bärlauch von seinem Aroma.

Bärlauchpaste

Würzige Grundlage für Pasta oder Kräutersoßen

Zutaten:

- 250 g frische Bärlauchblätter
- 1 EL naturbelassenes Salz (Steinsalz, Meersalz)
- 250 ml Pflanzenöl (Oliven-, Sonnenblumen-, Rapsöl)

Nützliches Zubehör:

- Mixer, Pürierstab
- kleine Twist-off-, Schraub- oder Weckgläschen

Von den geernteten Blättern die Stiele abschneiden. Die Blätter waschen, in die Salatschleuder geben, danach grob hacken. Blattstücke mit Salz und Öl in einem Mixer zu Brei mixen.
Die Bärlauchpaste in kleine Gläschen füllen, mit einem Löffel gut andrücken, um Lufteinschlüsse zu schließen.
Die Paste mit einem Schuss Öl bedecken, um Oxidation und Keimbefall zu verhindern, und gut verschließen.
An einem dunklen, kalten Ort kann man die Paste mehrere Monate lang aufbewahren.
Geöffnete Gläschen sind bis zu 2 Wochen im Kühlschrank haltbar.

Bärlauchhummus

Dip zu Gemüsesticks, Pellkartoffeln, oder aufs frische Ofenbrot

Zutaten:

- 50 g Bärlauchblätter, fein gehackt
- 250 g gekochte Kichererbsen, abgetropft
- 8–10 EL Pflanzenöl (Oliven-, Sonnenblumenöl)
- 1–3 EL Zitronensaft
- 1 Knoblauchzehe (wahlweise)
- 3 TL Sesammus / Tahini
- Salz, gemahlener Kreuzkümmel

Nützliches Zubehör:

- Mixer mit Mixbecher
- kleine Gläschen mit Twist-off-Verschluss, Weckgläschen

Den Bärlauch verlesen, waschen, in der Salatschleuder trocknen. Die langen Stängel entfernen, die Blätter grob hacken. Kichererbsen, Olivenöl, Bärlauchblätter, Zitronensaft und Sesammus in einen hohen Becher geben und so lange mixen, bis eine sämige Konsistenz entstanden ist. Mit Salz und Kreuzkümmel abschmecken. In die Gläschen füllen und obenauf etwas Öl träufeln, bis eine dünne Ölschicht stehen bleibt. Kühl gelagert ist das Hummus mindestens 14 Tage haltbar.

Varianten Frühsommer: Wildkräuterhummus mit einem kleinen Bund Löwenzahnblätter, verfeinert mit etwas Minze
Spätherbst: Vogelmierenhummus

Bärlauchbutter

Schmeckt als Aufstrich auf Cracker oder Brot, zu Grillfleisch oder gegrilltem Gemüse

Zutaten:

- 1 Handvoll Bärlauch
- 250 g weiche Butter
- 1 Bio-Zitrone, Abrieb
- Meersalz

Nützliches Zubehör:

- Handmixer
- Butterdose

Bärlauch verlesen, waschen, gründlich trocken schütteln, fein hacken. Zitrone heiß waschen, trockenreiben und die Zitronenschale dünn auf einer Reibe raspeln. Butter mit dem Schneebesen oder den Handmixer schaumig schlagen. Bärlauch und Zitronenabrieb dazugeben und verrühren.

Nach Gusto mit etwas Meersalz abschmecken. Die Masse teilen, auf 2 Abschnitte Frischhaltefolie verteilen und jeweils zu einer Rolle formen.

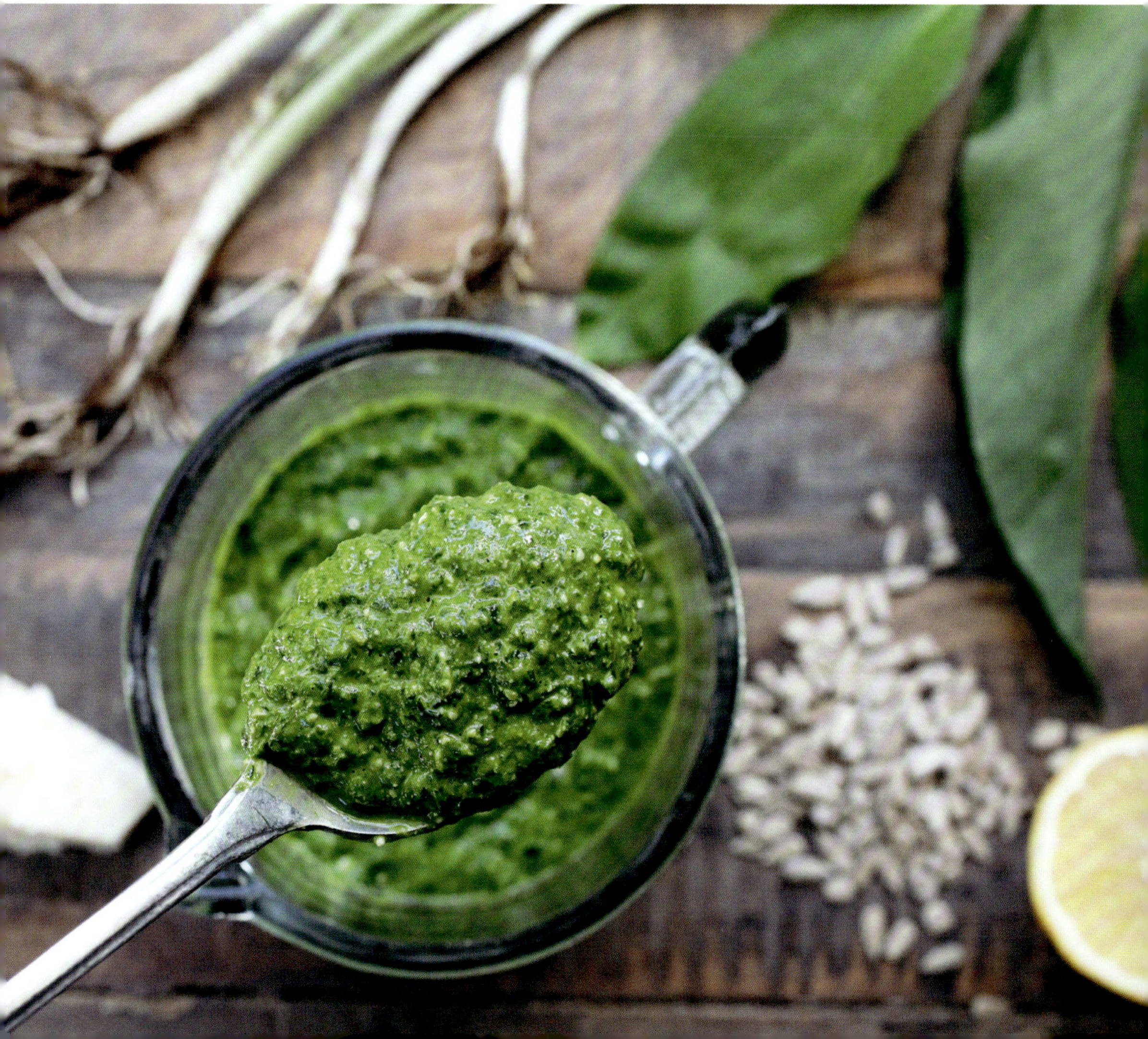

Im Kühlschrank ist die Butter einige Wochen, im Gefrierfach mehrere Monate haltbar.

Varianten Ganzjährig: Blätter von Hirtentäschel, Vogelmiere, Brennnessel

Bärlauchpesto

Schmeckt gut zu Brot, Käse, verfeinert Pasta oder Kartoffelgerichte sowie Suppen

Zutaten:

- 100 g Bärlauch
- 120 ml Sonnenblumen- oder Olivenöl
- 100 g Sonnenblumenkerne (wahlweise Pinienkerne, Haselnüsse, Walnüsse)
- 50 g Parmesan gerieben oder Pecorino
- Natursalz
- Pfeffer, frisch gemahlen

Nützliches Zubehör:

- Mixstab
- kleine Einmachgläser

Frisch geerntete Bärlauchblätter abbrausen, trockenschütteln, in feine Streifen schneiden. Die Sonnenblumenkerne in einer Pfanne ohne Öl für einige Minuten anrösten. Bärlauch mit den Sonnenblumenkernen in einen hohen Rührbecher füllen und mit dem Mixstab pürieren. Während des Pürierens das Öl dazugeben und so lange fortfahren, bis eine cremige Konsistenz entsteht.

Den geriebenen Käse dazugeben und mit Salz und Pfeffer abschmecken. Sogleich in die Gläser abfüllen und verschließen. Das Pesto ist gekühlt mehrere Wochen haltbar, sofern die oberste Schicht stets mit Öl bedeckt ist.

Bärlauchpesto: auch optisch ein Genuss.

Varianten Statt Bärlauch können Sie auch andere Wildkräuter einzeln oder gemischt zu Pesto verarbeiten.

- Frühjahr: Gierschblätter, Löwenzahnblätter
- Sommer: Knoblauchsrauke (Blätter), Brennnesselblätter
- Herbst: Bitteres Schaumkraut, Brennnesselsamen (siehe auch Seite 41)
- Winter: Vogelmierenkraut

Bärlauchöl

Würzöl zu Grillgerichten, Salaten oder Rohkost

Zutaten:

- 1 Handvoll Bärlauchblätter
- 500 ml geschmacksneutrales Pflanzenöl (Sonnenblumen-, Raps- oder Distelöl)

Nützliches Zubehör:

- Ansatzglas mit großer Öffnung
- kleine Fläschchen mit Korken oder Schraubverschluss

Bärlauchblätter waschen, in einer Salatschleuder sehr gut trocknen und auf Geschirrtüchern ausbreiten. Um ein sehr feines Öl zu bekommen, die Stiele und Blattmittelrippen entfernen und die Blatthälften locker in einen Mixbecher füllen. Das Öl in einem Töpfchen auf rund 70 °C erwärmen. Durch die Temperatur bleibt die grüne Farbe des Bärlauchs lange erhalten. Das warme Öl in den Mixbecher schütten und mit einem Pürierstab die Blätter darin pürieren. Im Prinzip ist das Bärlauchöl jetzt fertig. Wenn Sie es klar haben möchten, das Öl nochmals durch ein Sieb mit eingelegtem Mulltuch oder einen Kaffeefilter tropfen lassen. Nun in Fläschchen umfüllen. Luftdicht und dunkel gelagert hält es sich mehrere Monate.

Varianten Knoblauchsrauke, Giersch-, Löwenzahnblätter

Bärlauchessig

Würzessig für Salate, Rohkost, Gurkensalat

Zutaten:

- 50 g Bärlauchblätter oder Bärlauchfrüchte
- 330 ml Apfelessig (siehe Seite 35, 73) oder Weißweinessig

Nützliches Zubehör:

- Fläschchen mit großer Öffnung und Schraubverschluss
- Trichter

Bärlauch waschen, trockenschleudern. Bärlauchblätter oder -früchte in das Fläschchen stopfen und mit dem Essig übergießen.
Mindestens 14 Tage im Dunkeln ziehen lassen, dann die Pflanzenteile herausnehmen oder absieben. Ungeöffnet ist der Essig mehrere Monate haltbar.

Eingelegte Bärlauchknospen

Passen gut als Antipasti

Zutaten:

- 1 Handvoll Bärlauchknospen
- 2 Pfefferkörner (weiß oder schwarz)
- 4 Pfefferkörner (rot)
- ½ Lorbeerblatt
- Weißweinessig
- 1 TL Zucker
- Salz

Nützliches Zubehör:

- kleines Einmachglas

Die Bärlauchknospen in das Glas füllen. In einem Töpfchen einen Sud aus 100 ml Wasser und 100 ml Weißweinessig ansetzen. Einen gestrichenen TL Salz und einen gestrichenen TL Zucker sowie den Pfeffer und das Lorbeerblatt zufügen. Den Gewürzsud aufkochen lassen und noch heiß über die Bärlauchknospen füllen. Die Knospen entfalten ihr volles Aroma erst nach einigen Wochen und schmecken dann säuerlich-würzig. Sie sind bis zur nächsten Ernte haltbar.

Bärlauchsalz

Zum Abschmecken von Butter, Mayonnaise oder für Salate

Zutaten:

- 100 g frische Bärlauchblätter
- 500 g naturbelassenes Salz, gröbere Struktur

Nützliches Zubehör:

- Mixer
- Backblech mit Backpapier
- Einmachgläser zum Abfüllen

Bärlauch verlesen, waschen, mithilfe der Salatschleuder trocknen. Die Blätter in den Mixer füllen und pürieren. Das Salz in den Mixbecher hinzufügen und mit einem Löffel verrühren. Die Masse auf einem Backpapier ausstreichen. Je dünner die Schicht ist, desto schneller trocknet sie. Wahlweise im Halbschatten oder im Backofen bei nicht mehr als 50 °C trocknen. Nach dem Trocknen entstehen relativ derbe Salzbrocken. Diese nochmals im Mixer oder im Mörser zu feinem Salz vermahlen. Das Kräutersalz abfüllen.
Gut verschlossen und vor Feuchtigkeit geschützt ist es viele Monate haltbar.
Varianten Kräutermischung aus Giersch, Gundermann, Schafgarbe, Brennnessel, Wegerich

Löwenzahn ist nicht nur für Bienen ein Leckerbissen.

LÖWENZAHN (BLÜTEN)
AB ENDE APRIL

Löwenzahn ist ein anpassungsfähiger und sehr robuster Überlebenskünstler. Er wächst massenhaft auf landwirtschaftlichen Nutzflächen und gilt als Zeigerpflanze für stickstoffreiche Böden. Ich bevorzuge zum Sammeln daher die Vorkommen abseits der Nutzwiesen, da hier oftmals viel Gülle ausgebracht wurde. Um den leicht bitteren Geschmack des Korbblütlers bedenkenlos genießen zu können, sammeln Sie am besten an den Uferzonen kleiner Bachläufe oder auf brachliegenden Feldern.

Die Ernte von Löwenzahnknospen oder -blüten beginnt Ende April und ist nicht aufwendig; 200 Blüten sind auf einer großen Wiese schnell geerntet. Einfach mit den Fingern abknipsen. So bleibt die Blattrosette unbeschädigt und kann neu austreiben.

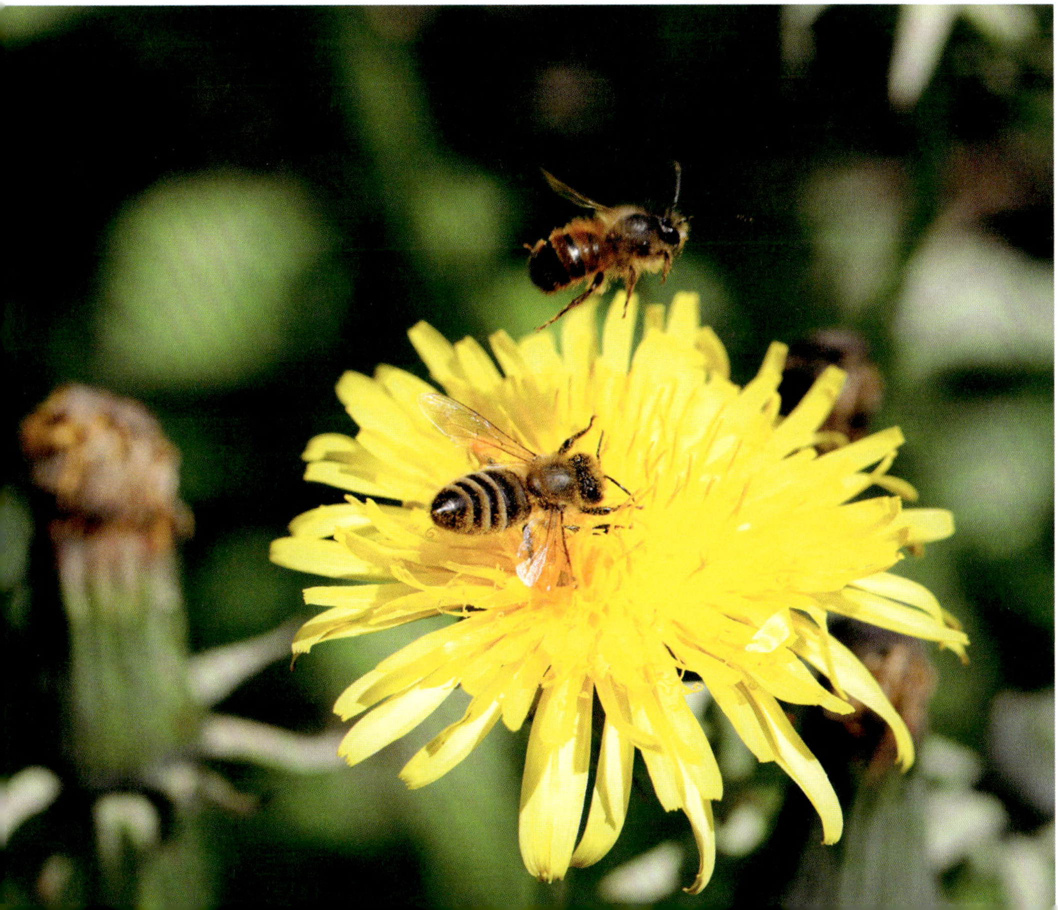

Geeignete Konservierungsverfahren

Knospen und Blüten: Fermentieren, Einkochen, Einlegen in Honig oder Alkohol. Falls Sie außer den Blüten auch Blätter ernten möchten, können Sie diese trocknen, dörren oder fermentieren.

Fermentierte Löwenzahnknospen

Kapernersatz, der unter Blattsalate gemischt, zu Vitello tonnato oder angebraten zu Pasta gegeben werden kann

Zutaten:

- 1–2 Handvoll Löwenzahnknospen
- 1–2 Knoblauchzehen
- Wasser
- Salz
- wahlweise einige Chiliflocken

Nützliches Zubehör:

- kleines Bügelglas, ausgekocht
- Glasgewicht, sauberer Stein

Die Knoblauchzehen schälen und in das Glas geben. Löwenzahnknospen gründlich waschen, abtropfen lassen, mit Chiliflocken mischen und locker bis 1 cm unter den Glasrand füllen.

Mit sauberen Händen andrücken; so entsteht eine Füllhöhe von etwa ¾ Höhe. Mit einer 2%igen Salzlake auffüllen und das Gewicht einsetzen. Verschließen, 1 Woche in der Küche stehen lassen, dann das Glas in den kühlen Keller stellen. So sind die Knospen bis zur nächsten Ernte haltbar.

Variante Gänseblümchen-Knospen

Sekt aus Löwenzahnblüten

Den Frühling mit einem herb-süßen Getränk feiern

Zutaten:

- 1 l Wasser
- 1 Handvoll Löwenzahnblütenblätter
- 1 EL roher Honig
- 1 kleine Zitrone in Scheiben

Nützliches Zubehör:

- Sieb
- 2 0,5-l-Bügelflaschen

Löwenzahnblüten verlesen, nicht waschen, da die natürlichen Hefen für die alkoholische Fermentation gebraucht werden. Daher nur Blüten von unbelasteten Plätzen sammeln und die grünen Kelchblätter entfernen. Zitrone in Scheiben schneiden. Wasser, Löwenzahnblüten, Honig und Zitronenscheiben in eine Schüssel geben, gut umrühren und an einem warmen Platz aufstellen. Am besten einen Deckel draufsetzen, damit sich keine Insekten daran laben können.

Den Sud zwei Tage stehen lassen, im Vorbeigehen immer mal wieder umrühren, das aktiviert die Hefen. Den Sud durch ein feines Sieb filtern und in Bügelflaschen umfüllen. Nur bis zum Flaschenrand füllen, damit genügend Platz für die entstehende Kohlensäure bleibt. Die abgefüllten Flaschen einen Tag bei Zimmertemperatur lagen. Dabei entsteht jedoch Druck in der Flasche, deshalb die Flaschen einmal „lüften". Um gefährlichen Explosionen vorzubeugen, die Flaschen in einem geschlossenen Karton im kühlen Keller lagern. Allmählich wird der Zucker aus Blüten und Honig abgebaut und der Alkoholgehalt nimmt zu. Ungeöffnet ist der Sekt bei kühler und lichtgeschützter Lagerung etwa 1 Jahr haltbar.

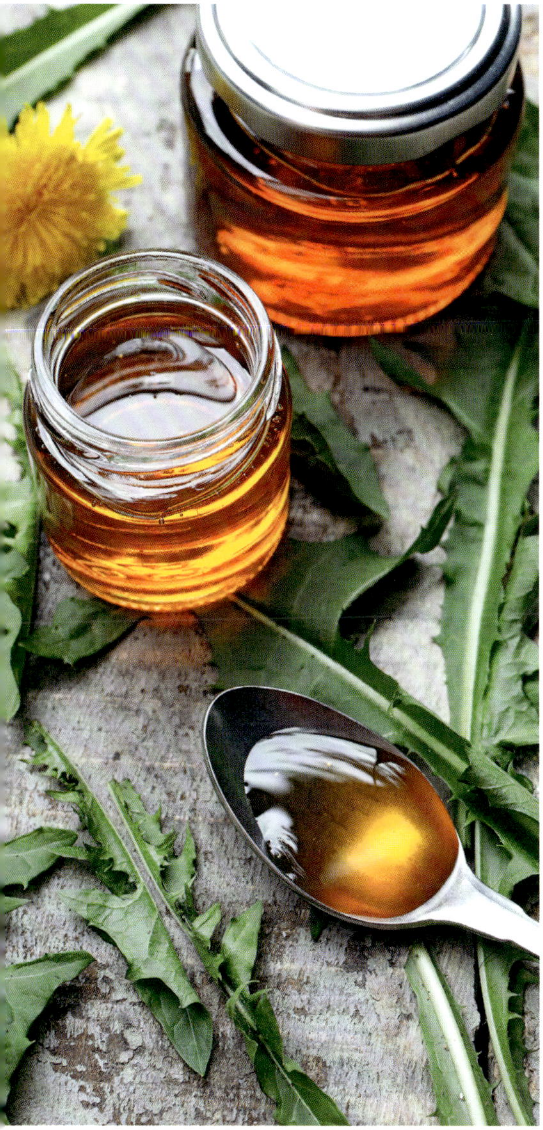

Löwenzahnhonig ist eine leckere Honig-Alternative für Veganer.

Löwenzahnhonig

Veganer Honigersatz aus Löwenzahnblüten, vielseitig verwendbar:
Schmeckt gut aufs Butterbrötchen und eignet sich für die Zubereitung von Süßspeisen, Dressings

Zutaten:

- 200 Löwenzahnblüten
- 500 g Zucker
- 1000 ml Wasser
- Scheiben von ½ Bio-Zitrone

Nützliches Zubehör:

- Einmachgläser

Frisch gepflückte und verlesene Löwenzahnblüten mit einem Liter kaltem Wasser in einen Topf geben. Die entkernten Zitronenscheiben dazugeben, alles aufkochen lassen, 15 min weiterköcheln lassen. Den Topf vom Herd nehmen und 24 Std ruhen lassen. Die Masse durch ein Passiertuch drücken und den Sud in einem Topf auffangen. Zucker einrühren und 2–3 Std auf dem Herd mit offenem Deckel simmern lassen. Sobald eine zähflüssige Konsistenz entsteht, ist der Löwenzahnhonig fertig und kann gleich heiß in saubere Gläschen umgefüllt werden. Sofort verschließen, dann ist er 1 Jahr oder länger haltbar. Der Honigersatz hat die gleiche Konsistenz wie echter Honig und kommt dem Geschmack sehr nahe.

Honig aus Frühlingsblüten

Löffelweise in den Kräutertee einrühren; bei Husten und Erkältung

Zutaten:

- Blütenmischung (Löwenzahn, Gänseblümchen, Schlüsselblume (aus eigenem Garten, da wildwachsend unter Naturschutz), Veilchen, Huflattich
- flüssiger Waldhonig

Nützliches Zubehör:

- Einmachgläser

Das Einmachglas mit 2 cm Blüten füllen, mit flüssigem Waldhonig übergießen, die Schichten so lange wiederholen, bis das Glas voll ist, 3 Wochen ziehen lassen. Die Blüten abpressen oder den Honig samt Blüten verwenden.

Löwenzahnblütengelee

So schmeckt der Frühling

Zutaten:

- 200 g Löwenzahnblüten
- 1 l Wasser
- Saft 1 Zitrone
- Gelierzucker 2:1

Nützliches Zubehör:

- Küchensieb
- Messbecher
- kleine Marmeladengläser

Blütenköpfe auf einem Tuch ausbreiten, damit Insekten flüchten können. Grüne Hüllblätter entfernen, nur gelbe Blütenblätter mit Wasser zum Kochen bringen. Rund 5 min köcheln lassen, vom Herd ziehen und 24 Std kühl stellen. Den Sud durch ein Sieb filtern, 750 ml abmessen und in einen Topf geben. Zitronensaft und Zucker unterrühren und unter Rühren zum Kochen bringen. Das Gelee nach Packungsanweisung einkochen. Gelierprobe auf einem kalten Untersetzer durchführen. Sollte es nicht fest werden, nochmals 1–2 min weiterkochen. Sofort und noch heiß in kleine Gläser einfüllen und diese gut verschließen. Sie sind bis zur nächsten Ernte haltbar.

Extra-Tipp

Statt Wasser kann auch verdünnter Apfelsaft verwendet werden.

Likör aus Löwenzahnblüten

Honigartiges Blumenaroma mit Karamellnote

Zutaten:

- 250 g Blütenköpfe, vom Kelch befreit
- 125 ml Wasser
- 150 g Kandiszucker oder Rohrohrzucker oder Zuckeralternative (Ahornsirup)
- 1 Bio-Zitrone
- 500 ml Wodka, 38 %

Nützliches Zubehör:

- Ein großes Ansatzglas mit Bügelverschluss
- Haarsieb oder Mulltuch
- kleine Fläschchen mit Korken oder Schraubverschluss

Blütenköpfe mit den Fingern abknipsen, auf einem Tuch ausbreiten, damit Insekten flüchten können. Von den Blütenköpfen nur die gelben Blütenblätter auszupfen, die grünen Kelchblätter enthalten viele Bitterstoffe.

Das Bügelglas locker mit den Blütenblättern befüllen. Zucker und Zitronensaft darüber geben und mit Wodka auffüllen. Mit einem Löffel alle Zutaten gut vermischen. Es dürfen keine Pflanzenteile aus dem Alkohol ragen.

Nun braucht es Geduld. Am besten schmeckt der Likör, wenn er viele Wochen im Keller steht. In dieser Zeit verändert er die Farbe und Blütenblätter und Flüssigkeit werden goldgelb. Dann die Pflanzenteile durch ein feines Sieb oder Mulltuch geben, das Tuch nochmals auspressen. Den fertigen Likör in die Fläschchen abfüllen, 2 weitere Wochen reifen lassen. Durch den Alkoholanteil ist der Likör mehr als 1 Jahr haltbar.

FICHTE (TRIEBE) – MAI

Im Mai lohnt es sich, im Wald nach frischen Baumspitzen Ausschau zu halten. Die häufigste essbare Baumart in unseren Wäldern ist die Fichte. Für den Sammler sind jedoch auch andere essbare Nadelbaumarten interessant, wie etwa die Weißtanne, die Waldkiefer, die Schwarzkiefer, die Lärche oder die Zirbelkiefer. Bitte sammeln Sie nachhaltig und nur wenige Triebe von einem Baum. Im besten Fall erntet man im eigenen Garten oder fragt vorher den Förster oder Waldbesitzer. Wichtig ist zudem beim Sammeln, dass Sie ungiftige Baumarten von der giftigen Eibe unterscheiden können. Während die flachen Nadeln der Tanne an der Unterseite zwei charakteristische weiße Streifen haben und stumpf sind, hat die Fichte stechend spitze, im Querschnitt fast 4-kantige, 1–2 cm lange Nadeln.
Die Nadeln der giftigen Eibe sind hingegen weich, biegbar und oft sichelförmig gebogen. Es fehlen die typischen „Nadelstreifen" der Tanne. Die Europäische Lärche ist ein sommergrüner Baum mit rosettig angeordneten Nadelbüscheln in einer Länge von bis zu 30 mm. Sowohl die Lärche als auch Zirbelkiefer kommen von Natur aus in den Hochlagen bis zur Waldgrenze vor; die Waldkiefer wächst gerne auf sandigen Böden, die Schwarzkiefer ist durch Aufforstungen mittlerweile auch bei uns verbreitet.
Der beste Erntezeitpunkt für die Triebspitzen ist dann, wenn sie noch hellgrün und weich sind. In ihnen stecken wert-

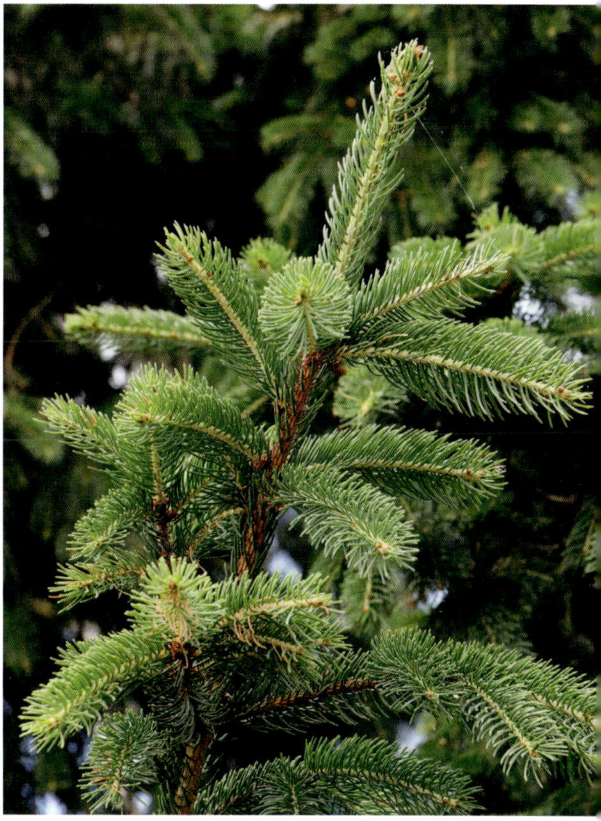

Die Fichte bietet ungeahnte kulinarische Möglichkeiten.

volle Inhaltsstoffe. Sowohl Nadeln als auch Zapfen der Nadelbäume enthalten Harze, ätherisches Öl, Vitamin C, Zucker und Gerbstoffe. Die frischen Triebe können mit heißem Wasser übergossen, als Tee Husten und Erkältungskrankheiten lindern. Auch Salben gegen Muskel- oder Nervenschmerzen oder Badezusatz werden mit den Nadeln hergestellt.

Geeignete Konservierungsverfahren

Trocknen
Einkochen
Einlegen in Zucker, Salz, Öl, Fett

Baumspitzen-Butter

Passt gut zu Grillfleisch, als Brotaufstrich

Zutaten:

- 1 Handvoll Fichtenspitzen – Maitriebe
- 250 g Butter
- Abrieb von ¼ Zitrone
- einige Spritzer Zitronensaft
- Salz, Pfeffer

Nützliches Zubehör:

- Butterdose

Einige Fichtenspitzen sammeln. Sie sind in der Regel sauber und müssen nicht gewaschen werden. Die Fichtenspitzen auf einem Brett sehr klein schneiden. Butter auf Zimmertemperatur bringen, so dass sie weich wird. Kleingehackte Fichtenspitzen, Butter, etwas Zitronenschale, einige Spritzer Zitronensaft, Salz und Pfeffer in eine Schüssel geben. Alle Zutaten mit dem Schneebesen gut vermengen und in eine Butterdose umfüllen. Im Kühlschrank ist die Butter bis zu 2 Wochen haltbar.

Variante Tannenspitzen

Fichtenspitzengelee

Schmeckt am besten auf frisch gebackenem Brot

Zutaten:

- 3 Handvoll Fichtenspitzen
- 1 junger Fichtenzapfen
- 250 g Gelierzucker 2:1

Nützliches Zubehör:

- feines Sieb
- Messbecher
- kleine Marmeladengläschen

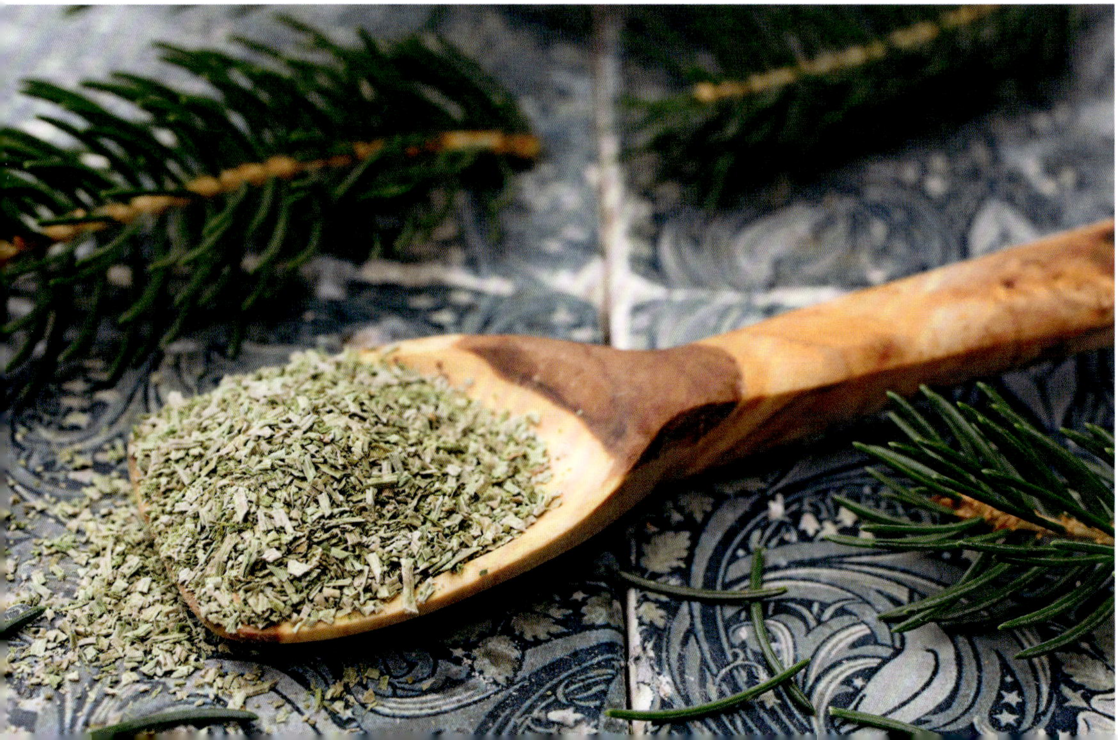

Fichtenspitzen in einen Topf geben, mit reichlich Wasser übergießen und so lange köcheln lassen, bis sie ihre grasgrüne Farbe verlieren und blassgrün werden. Nun den Topf beiseitestellen, den Sud abkühlen lassen und über Nacht durchziehen lassen.
Am nächsten Tag durch ein Sieb abseihen. Von dem aufgefangenen Sud 700 ml abmessen und in einem kleinen Topf erwärmen. Falls noch Sud übrig ist, kann dieser für die Herstellung von Fichtenspitzensirup (siehe rechts) verwendet werden. Gelierzucker und den Fichtenzapfen hinzufügen. Unter Rühren 4 min köcheln lassen, den Fichtenzapfen entfernen. Eine Gelierprobe auf einer kühlen Untertasse machen. Noch heiß in die Marmeladengläschen abfüllen und sogleich verschließen.
Das Gelee ist bei kühler Lagerung rund 1 Jahr haltbar.
Varianten Waldkiefer, Schwarzkiefer, Zirbelkiefer, Tanne, Lärche, Douglasie

Fichtenspitzenpesto

Passt zu Nudeln, Kartoffeln oder einfach nur aufs Brot

Zutaten:

- 1 Handvoll Fichtenspitzen
- 1 Handvoll Sonnenblumenkerne
- Salz
- Pflanzenöl (Oliven-, Sonnenblumen-)
- 1 TL Hefeflocken

Nützliches Zubehör:

- Mixbecher
- kleine Schraubgläser

Würzig: feines Pulver aus Fichtennadeln.

Fichtenspitzen, Sonnenblumenkerne, Salz, Hefeflocken und Öl in einen Mixbecher füllen. Alle Zutaten so lange mixen, bis eine sämige Konsistenz entsteht. Sofort in kleine Schraubgläser abfüllen und darauf achten, dass oben eine Schicht Öl stehen bleibt.
Im Kühlschrank ist das Pesto bis zu 2 Wochen, im Gefrierfach bis zu 1 Jahr haltbar.

Fichtenspitzensirup, Variante 1

Passt gut über Eis, Pfannkuchen oder Waffeln gegossen

Zutaten:

- 2–3 Handvoll frische Triebspitzen
- 200–300 g Rohrohrzucker

Nützliches Zubehör:

- Glas mit breiter Öffnung
- grobes Sieb
- kleine Fläschchen zum Abfüllen

Eine Schicht verlesene Triebspitzen in das Glas füllen, darüber kommt eine Schicht Zucker. Das Ganze wird so lange im Wechsel befüllt, bis das Glas voll ist und Zucker die oberste Schicht bildet. Mit einem Esslöffel kochendem Wasser übergießen, das Glas verschließen und mehrere Wochen an der sonnigen Fensterbank ziehen lassen.
Allmählich bildet sich eine flüssige, sirupartige Konsistenz und der Zucker löst sich auf. Das dauert ungefähr 2–3 Wochen. Die Triebspitzen von der Flüssigkeit absieben und in dunkle Fläschchen abfüllen.
Den Sirup in der Küche zum Abschmecken verwenden oder teelöffelweise als Hustensaft. Ungeöffnet ist das Glas mindestens 1 Jahr haltbar. Nach dem Öffnen in den Kühlschrank stellen.

Varianten Tannenspitzensirup, Lärchenspitzensirup (hergestellt je zur Hälfte aus frischen Lärchentrieben und kleingeschnittenen jungen, roten Lärchenzapfen)

Fichtenspitzensirup, Variante 2

Eignet sich als Brotaufstrich, zum Aromatisieren von Joghurt, Quarkspeisen

Zutaten:

- 4 Handvoll junge Fichtenspitzen
- 1 l Wasser
- 500 g Rohrohrzucker
- 2 EL Zitronensaft
- 2 EL Apfelpektin, in etwas Wasser angerührt

Nützliches Zubehör:

- Passiertuch
- Twist-off-Gläser, Bügelgläser

Fichtenspitzen verlesen, in einen Topf geben, mit Wasser übergießen und zugedeckt aufkochen lassen, bis die Spitzen ihre grüne Farbe verloren haben. Den Topf zugedeckt über Nacht stehen lassen.
Am nächsten Tag die Triebspitzen durch ein Tuch filtern, dieses zuletzt gut auspressen. Das aufgefangene Fichtenwasser mit Rohrohrzucker, Zitronensaft und Pektin bis zum Kochen erhitzen.
Unter ständigem Rühren so lange einkochen, bis die Flüssigkeit eindickt und eine sirupartige Konsistenz entsteht. Sofort in die Gläser einfüllen und gut verschließen.
Dunkel und kühl gelagert ist der Sirup bis zur nächsten Ernte haltbar.

Varianten Schwarzkiefer, Waldkiefer, Zirbelkiefer, Tanne, Lärche, Douglasie

Likör mit grünen Zapfen

Als Aperitif mit gekühltem trockenem Sekt aufgießen oder zur Käseplatte genießen

Zutaten:

- 2 Handvoll grüne Zapfen
- 50 g braunen Kandiszucker, alternativ Rohrohrzucker oder Ahornsirup
- Wodka, 38 %

Nützliches Zubehör:

- Ein Bügelglas oder Weckglas zum Ansetzen
- kleine Flaschen

Von den Zapfen die verholzten Teile am Stiel abschneiden. Die Zapfen mit einem Messer kleinschneiden und in das Glas geben. Den Kandiszucker darauf streuen und mit rund 450 ml Wodka übergießen. Kräftig umrühren, das Glas verschließen, in den dunklen Keller stellen und 6–8 Wochen ziehen lassen, ehe die Zapfen abgefiltert werden und der Likör in kleine Flaschen umgefüllt wird.Die Haltbarkeit beträgt mindestens 6 Monate.

Varianten Fichte, Kiefer, Tanne, Lärche

Fichtennadeln zum Würzen

Sparsam verwenden für Wild- oder Pilzgerichte

Zutaten:

- 1 Handvoll Fichtennadeln

Nützliches Zubehör:

- Tuch zum Trocknen, Dörrautomat
- Kaffeemühle, Thermomix
- kleines Twist-off-Glas, Weckglas

Die Nadeln der im Sommer ausgereiften Triebspitzen abzupfen und auf einem Tuch ausbreiten. Möglichst an einem schattigen Ort trocknen lassen oder im Dörrautomaten trocknen. Die Nadeln möglichst fein mahlen, beispielsweise in der Kaffeemühle oder im Thermomix. Das Würzpulver in das Glas umfüllen und an einem dunklen Ort aufbewahren.

Varianten Waldkiefer, Schwarzkiefer, Zirbelkiefer, Douglasie, Tanne

HASEL (BLÄTTER) – APRIL BIS JUNI

Als vielstämmiger, verholzender Strauch oder kleiner Baum säumt die Hasel mit einer Höhe zwischen 1 und 8 m Hecken, wächst in lichten Wäldern oder am Waldrand, in Gebüschen, oder als Pionierpflanze auf Kahlschlägen. Ihre Blätter haben eine frisch-grüne Farbe, eine runde bis herzförmige Form mit gesägtem Blattrand, die Konsistenz ist weich und sie fühlen sich samtig an, der Geschmack ist mild und frisch sowie leicht adstringierend (zusammenziehend). Beste Sammelzeit ist von April bis in den Juni hinein. Wenn sie noch zart sind, schmecken die Blätter auch im Salat. Später gepflückte Blätter sind herb im Geschmack und etwas ledrig in der Konsistenz. Zu den wertvollen Inhaltsstoffen zählen Phenole, Gerbstoffe und Kieselsäure.

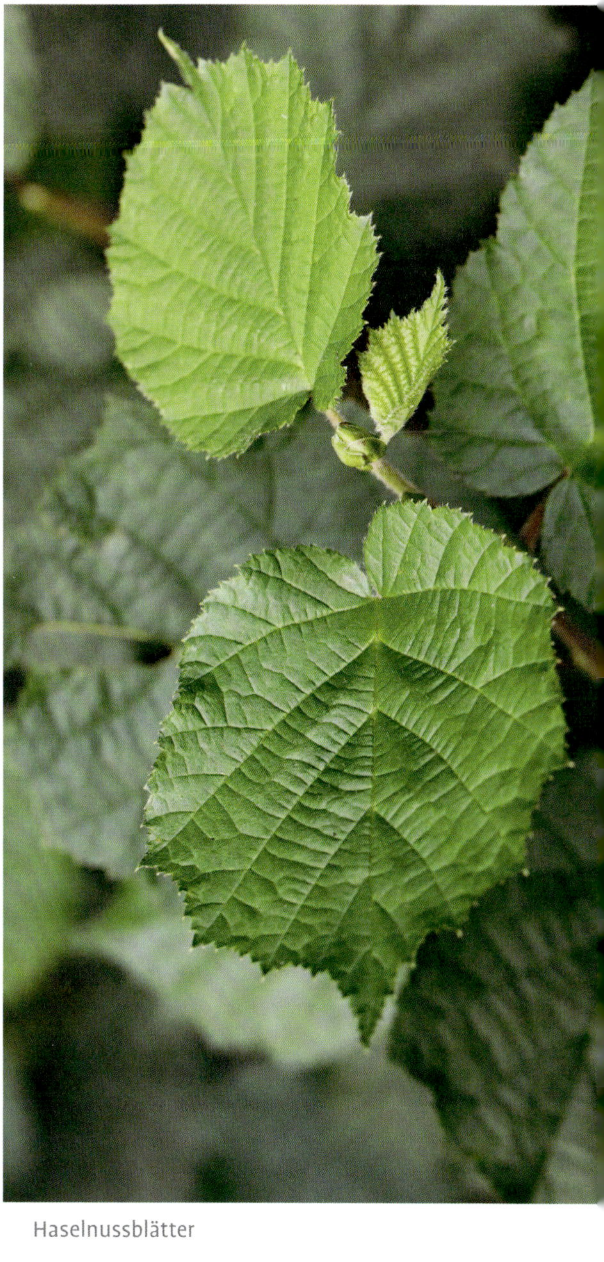

Haselnussblätter

Aromareiche Blätter für den Haustee

Stärken Immunsystem und Darmgesundheit

Zutaten:

- Haselnussblätter

Nützliches Zubehör:

- Dörrgitter

Frisch geerntete Haselblätter an einem luftigen Ort zum Trocknen auslegen. Meiden Sie eine direkte Sonnenbestrahlung, da die Blätter sonst an Wirkstoffen verlieren. Zur Zubereitung 1 TL kleingeschnittene Haselnussblätter mit 1 Tasse heißem Wasser überbrühen. Der Tee soll 10 min zugedeckt ziehen, wird dann abgeseiht und heiß getrunken.

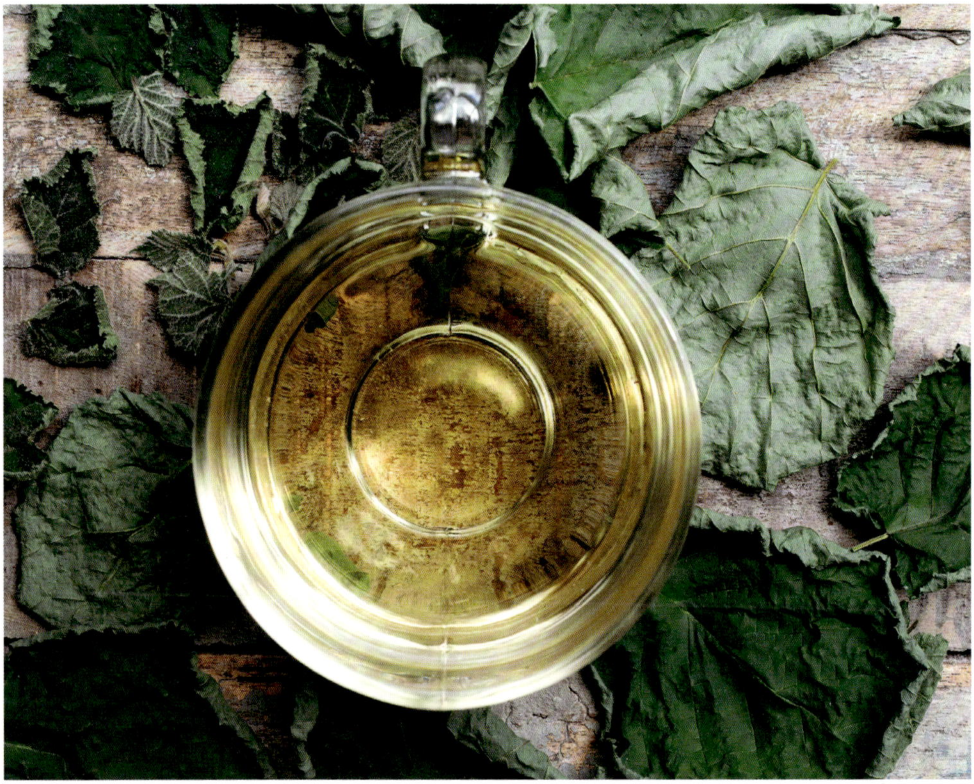

Tee aus getrockneten Haselnussblättern hilft bei vielen Beschwerden.

In der Naturheilkunde wird der Tee zur kurmäßigen Anwendung bei Darmbeschwerden mit Durchfall, zur Stärkung der Immunfunktion und zur Verringerung des Cholesterinspiegels eingesetzt. Tagesdosis: 2–3 Tassen.

Geeignete Konservierungsverfahren

Fermentation
Trocknen, Dörren

Haselnussblätter fermentiert

Geeignet zum Füllen

Zutaten:

- junge Haselnussblätter
- 5 %ige Salzlake

Nützliches Zubehör:

- Bügelgläser mit breiter Öffnung

Gewaschene Blätter in ein Glas schichten und mit Salzlake übergießen. So halten sie mehrere Monate. Die Blätter wie Weinblätter verwenden; sie können mit Reis, Kräutern und Gewürzen, Frischkäse oder gehacktem Fleisch gefüllt werden. Vor der Verwendung die Blätter kurz in heißem Wasser blanchieren und anschließend kalt abbrausen.

HOLUNDER (BLÜTEN) – JUNI

Der Holunderstrauch ist weit verbreitet: entlang sonniger bis halbschattiger Böschungen, auf Waldlichtungen, nährstoffreichem Brachland, in der Nähe verlassener Höfe. Häufig ist er mit der Brennnessel vergesellschaftet. Unsere Vorfahren sahen in ihm einen Lebensbaum, der Haus und Bewohner vor bösen Mächten und Krankheit zu schützen vermochte.
Seine Kennzeichen sind: reich verzweigte und oft bogig ausladende Äste, die innen mit einem schaumstoffartigen Mark gefüllt sind, extreme Frostbeständigkeit, eine graubraune, korkartige Rinde, ovale, gegenständig angeordnete Laubblätter. Verwechslungsgefahr besteht mit dem giftigen Attich (Zwergholunder).
Spätestens zur Sommersonnenwende blüht der Holunder. Schon im Vorbeigehen locken die cremefarbenen Dolden mit ihrem köstlichen Geruch.
An warmen, sonnigen Tagen um die Mittagszeit herum sind sie am aromatischsten. Sie eignen sich für allerlei Rezepte; unsere Großmütter tauchten sie in Pfannkuchenteig und buken daraus „Hollerküchlein".

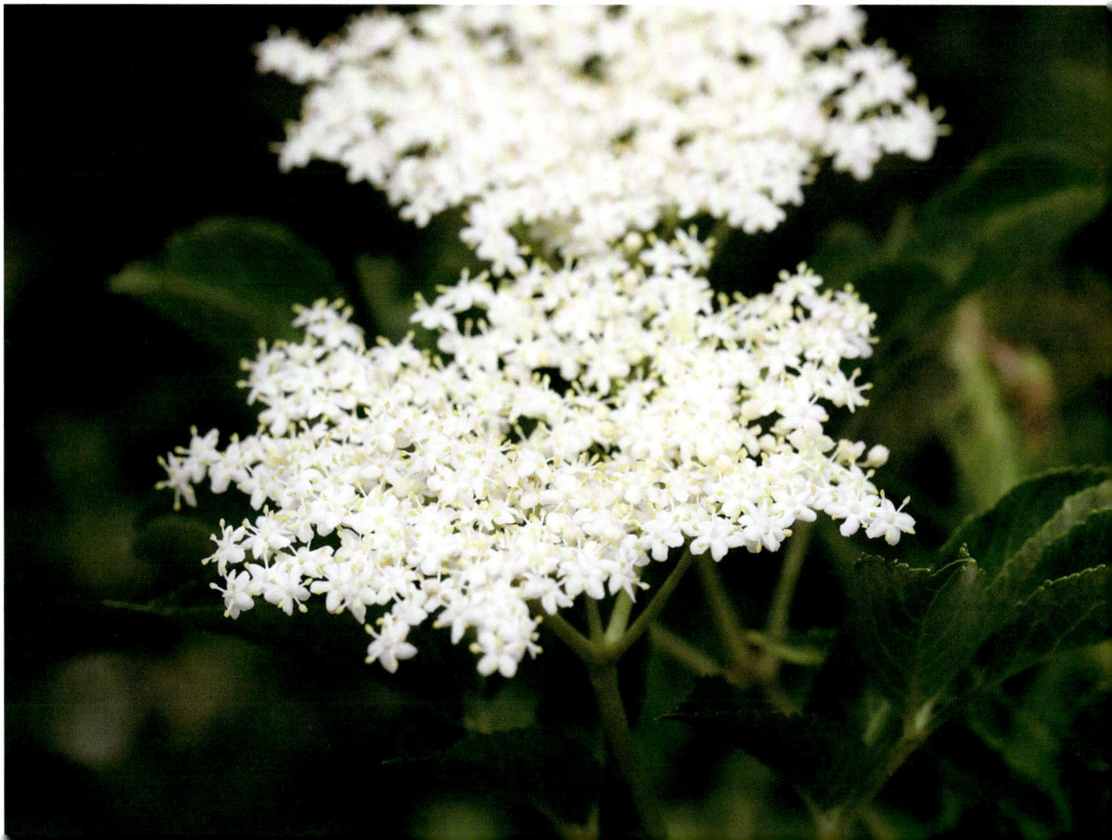

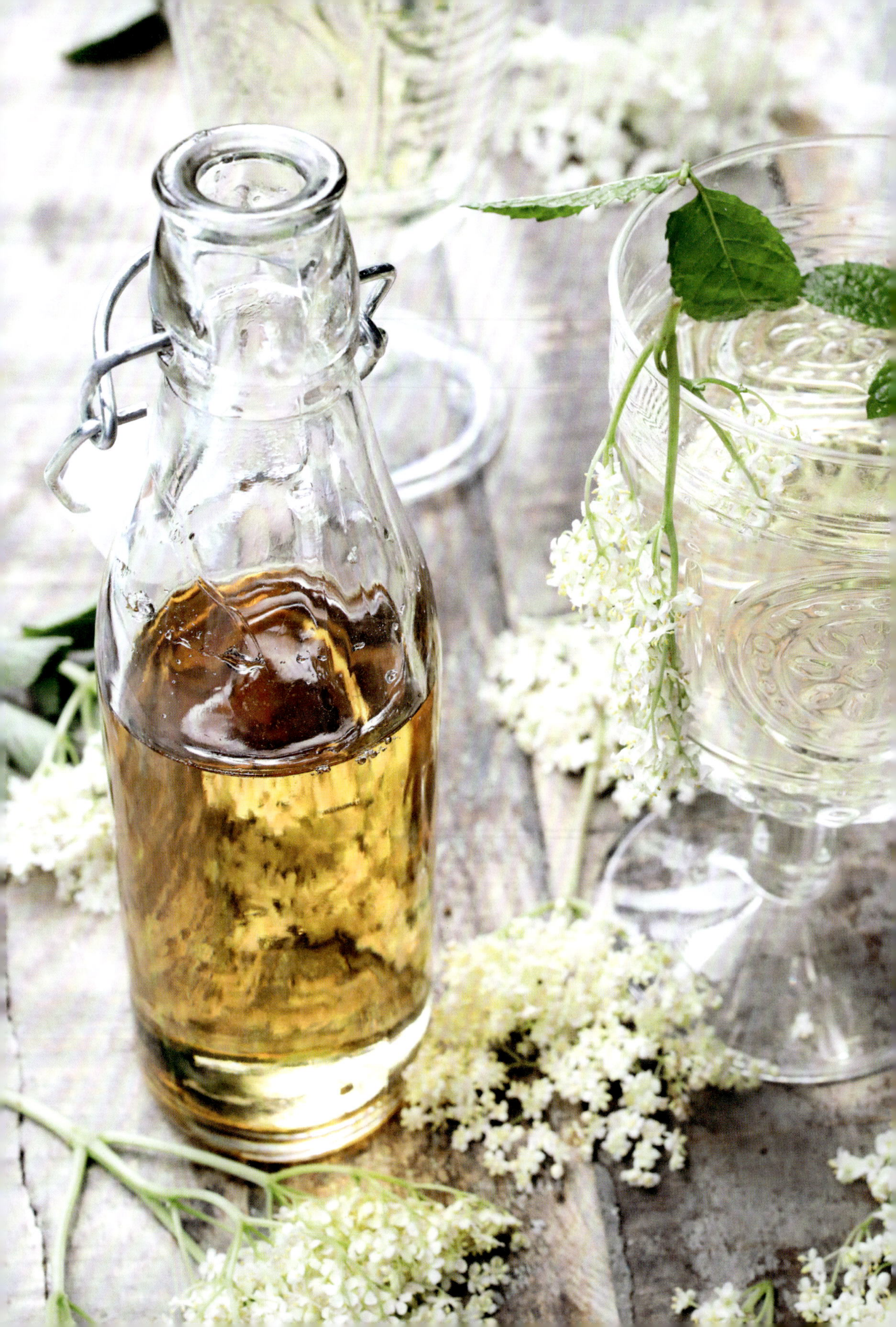

Holunderblüten vereint mit Honig und Apfelessig

Erfrischendes Getränk, das gleichzeitig das Immunsystem stärkt

Zutaten:

- 3–5 große Holunderblütendolden
- 3 EL flüssigen Honig
- 150 ml naturtrüber Apfelessig (siehe Seite 35, 73)

Nützliches Zubehör:

- Bügelglas

Holunderblüten auf einem Tuch ausbreiten, damit die Blüten insektenfrei werden. Die Blüten nicht waschen, denn anhaftende Hefen und Pollen sollen erhalten bleiben. Die Stängel abschneiden und die Blüten ins trockene Glas geben. Mit Honig und Essig auffüllen, Glas verschließen, gut verschütteln, 1–4 Wochen im Dunkeln ziehen lassen. Anschließend die Blüten durch ein Sieb abseihen, das so entstandene Oxymel (Sauerhonig) in ein Fläschchen umfüllen. Es ist vielseitig verwendbar und etwa 1 Jahr haltbar.

Anwendungsbeispiele:

- 1–2 EL verdünnt mit Wasser oder Sprudel und einem Spritzer Zitronensaft trinken – ein erfrischendes Getränk, das gleichzeitig das Immunsystem stärkt.
- 1–2 EL pur 30 min vor dem Essen einnehmen. Dies ist ein bewährtes Hausmittel zur Stärkung der Verdauung.
- 1–2 EL mit Olivenöl verrühren, als Salatdressing verwenden und über Blattsalate oder Rohkost geben.

Köstlich: Limonade aus Holunderblütensirup.

Holunderblütenessig

Passt zu allen Blattsalaten, Gurken- und Weißkrautsalat

Zutaten:

- 5 Holunderblütendolden
- 750 ml Weißweinessig oder weißer Balsamico

Nützliches Zubehör:

- Ansatzglas
- Tuch zum Abseihen
- Fläschchen zum Abfüllen

Holunderblütendolden auf einem Tuch ausbreiten, ggf. ausschütteln, jedoch nicht waschen. Den Essig in das Ansatzglas füllen. Die Stängelanteile der Holunderblütendolden abschneiden und in den Essig einlegen. Alle Pflanzenteile müssen mit Essig bedeckt sein. Den aromatisierten Essig 4 Wochen verschlossen ziehen lassen. Die Pflanzenteile durch ein feines Sieb oder ein Mulltuch abseihen. Den nun fertigen Essig in verschließbare Fläschchen umfüllen. Kühl gelagert hält er bis zur nächsten Saison.

Holunderblütensirup

Das mandelartig-süße Aroma monatelang konservieren

Zutaten:

- 30–40 Holunderblütendolden, bei Sonnenschein gepflückt
- 1 kg Zucker
- 2 l Wasser
- 2 große Bio-Zitronen, in Scheiben

Nützliches Zubehör:

- Flaschen mit Bügelverschluss
- großes Sieb, Passiertuch

Die Blütendolden auf einem hellen Tuch ausbreiten, so können Insekten das Weite suchen. Da der Blütenstaub dranbleiben soll, die Dolden nicht waschen. Von den

Blütendolden die groben Stängelanteile abschneiden, Blüten und Zitronenscheiben in einen großen Topf geben. Das Wasser mit dem Zucker in einem zweiten Topf aufkochen. Den Sud noch heiß (aber nicht kochend) über die Blüten und Zitronen schütten, gut umführen. Den Topf kühl stellen, 48 Std stehen lassen, danach den Inhalt durch ein großes Sieb filtern. Die Flüssigkeit nochmals ohne Deckel aufkochen, bis eine sirupartige Konsistenz entsteht. Noch kochend heiß in eine gut gereinigte Flasche füllen.
Gut verschlossen und kühl gelagert hält der Sirup einige Monate; nach Anbruch der Flasche im Kühlschrank aufbewahren. Holunderblütensirup schmeckt köstlich verdünnt mit geeistem Wasser oder kohlensäurehaltigem Mineralwasser und kann auch löffelweise über Desserts oder Pfannkuchen gegeben werden.
Varianten Gibt man zur angegebenen Menge ca. 100 g frische Walderdbeeren, erhält man einen wunderbaren „Erdbeerholler".
Wildkräuter-Sirup: 1–2 Handvoll Holunderblüten, eine Handvoll Gundelrebenblüten, eine Handvoll Schafgarbenblüten.

Hollerlimo / Hollersekt

Spritziges, Erfrischungsgetränk
Zutaten:

- 2,5 l Wasser
- 2 Bio-Zitronen, geviertelt
- 15 große Holunderblüten
- 250 g Kristallzucker (weiß oder braun), alternativ Rohrohrzucker, Honig

Nützliches Zubehör:

- großes Ansatzglas
- Bügelflaschen
- Trichter mit kleiner Öffnung

Ob aus den Zutaten nun Holunderlimonade oder Holundersekt wird, hängt von der Fermentationsdauer ab. Die Holunderblütendolden nach dem Sammeln auf einem Tuch ausbreiten. Dann können Insekten das Weite suchen. Die Dolden nicht waschen, Stängel mit der Schere abschneiden, denn diese haben einen bitteren Geschmack und sind in größerer Menge unbekömmlich. Alle Zutaten in ein sauberes, ausreichend großes Glas füllen und für 2 Tage an einen warmen Platz stellen. Das Glas mit einem Küchentuch abdecken, es darf auf keinen Fall luftdicht verschlossen werden. Täglich gut umrühren, damit sich der Zucker auflöst. Die eingerührte Luft sorgt dafür, dass der Gärprozess schneller in Gang kommt. Kostproben verraten, wenn sich ausreichend Kohlensäure entwickelt und die Hollerlimo trinkfertig ist.
Nach 2 Tagen die Dolden absieben und die Flüssigkeit in Bügelflaschen füllen. Qualitätsflaschen halten dem im Laufe der Fermentation entstehenden Druck auch stand. Bei längerer Lagerung entsteht Sekt, da der Zucker im Getränk langsam abgebaut wird und der Alkoholgehalt zunimmt. Ungeöffnet ist der Sekt bei kühler und lichtgeschützter Lagerung mindestens 1 Jahr haltbar.

Geeignete Konservierungsverfahren

Fermentation
Einkochen
Trocknen, Dörren
Einlegen in Zucker, Essig, Alkohol

HUNDSROSE (BLÜTEN) – JUNI, JULI

Die Blüten der Wildrosen beeindrucken durch ihren Duft und die verschiedenen Farbtöne. Sie vermitteln Sommer pur. Und es macht Spaß, den Sommer zu konservieren. Gezupft werden die Blüten vorzugsweise in den Mittagsstunden, da sie dann ihr volles Aroma entfalten und auch ihr Zuckergehalt am höchsten ist.

Sirup aus Rosenblüten

Mit Wasser oder Prosecco genießen (im Verhältnis 1:10)

Zutaten:

- 5 Handvoll ungespritzte Blüten der Hundsrose
- Wasser
- 200–250 g Zucker pro l Wasser
- einige Spritzer Limettensaft

Nützliches Zubehör:

- Fläschchen mit Verschluss
- Küchensieb, Kaffeefilter

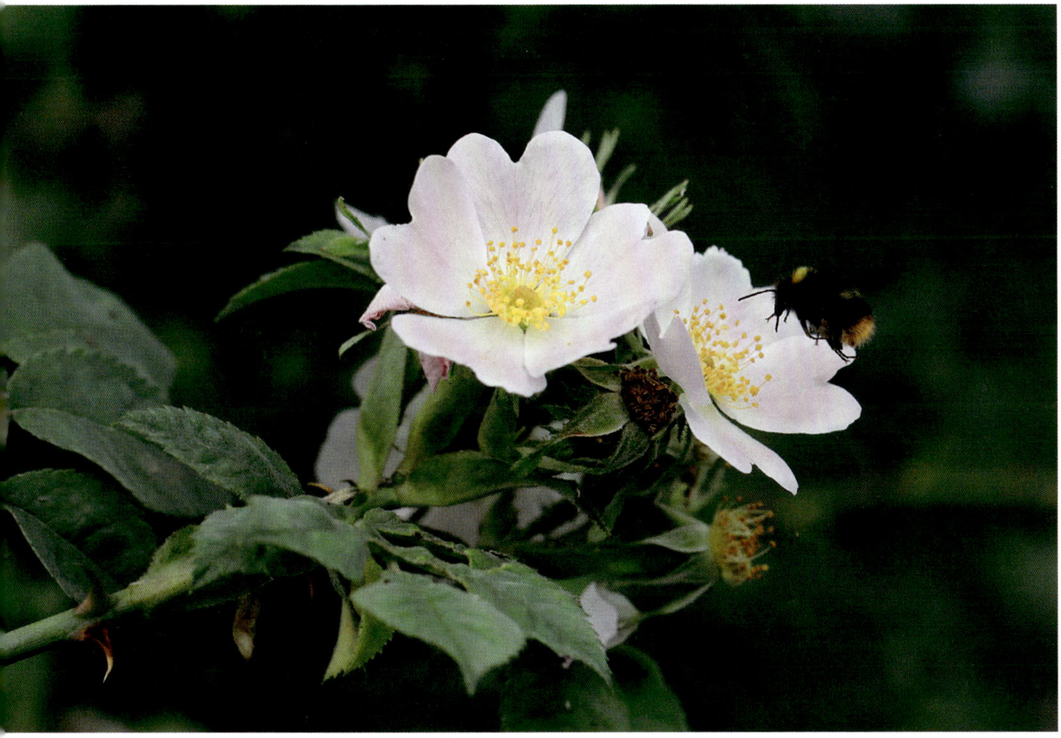

Hundsrosenblüten mit ihren typisch herzförmigen Blättern.

Rosenblüten verlesen, samt Kelch in eine Schüssel geben, mit Wasser und Limettensaft übergießen, bis alle Blüten bedeckt sind. Den Ansatz im kalten Keller oder Kühlschrank 2 Tage ruhen lassen. Alle Zutaten in einen Topf geben, die Blütenblätter erwärmen, aber nicht kochen lassen. Die Blüten sind nun verwelkt und verblasst, das „Rosenwasser" hat einen rosa-bräunlichen Farbton. Nun die Blütenblätter zuerst durch ein Küchensieb, dann nochmals durch einen Kaffeefilter aus Papier filtern. Nun das „Rosenwasser" in einen Topf geben. Je 1 Liter mit 200–250 g Zucker mischen, verrühren und sprudelnd aufkochen lassen.
Noch heiß in saubere Fläschchen abfüllen. Kühl und dunkel gelagert hält der Sirup einige Monate.
Variante Kartoffelrose

Geeignete Konservierungsverfahren

Einkochen
Einlegen in Zucker oder Salz
Fermentation
Trocknen, Dörren

Rosenblüten-Aromazucker

Zum Verfeinern von Schlagsahne, Tee, Nachspeisen

Zutaten:

- 2–3 Handvoll Blüten
- Zucker

Nützliches Zubehör:

- Mörser
- Backpapier
- Gläser mit Deckel

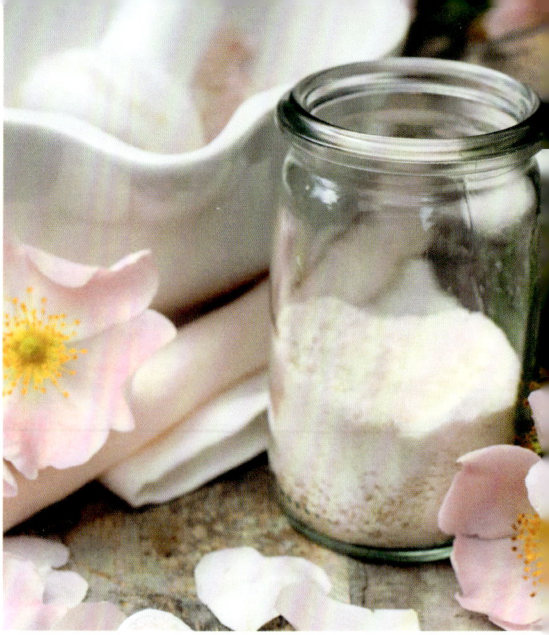

Zarte Kostbarkeit: Rosenblüten-Aromazucker

Blütenblätter vom Kelch zupfen und in den Mörser geben. Den Zucker zugeben. Das Mischungsverhältnis beträgt in etwa 1:1 Volumen. Nun mit dem Stößel die Zutaten zerkleinern und mischen. Beim Mörsern verbinden sich nicht nur Blätter, sondern auch der Duft mit dem Zucker, der ihn konserviert. Am Ende entsteht eine gleichmäßig eingefärbte rosafarbene Blütenpaste. Nun die Blütenpaste dünn auf das Backpapier streichen. Es lohnt sich, diese über 2 Tage an der Luft trocknen zu lassen, denn so bleiben mehr Aromen als im Backofen oder Dörrautomaten erhalten. Der Zucker hat nun eine feste Konsistenz. Einige Stücke abbrechen und nochmals im Mörser zu feinem Zucker mahlen. Gegebenenfalls nochmals trocken und nur trockenen Zucker in das Glas umfüllen. Haltbarkeit: bis zur nächsten Ernte.

Rosenblütenschaumwein

Fruchtig-perlend für warme Sommerabende

Zutaten:

- Blüten der Hundsrose
- 1 l Wasser

- 25 ml Apfelessig (siehe Seite 35, 73)
- 1 EL Zitronensaft
- 125 g Zucker

Nützliches Zubehör:

- Messbecher
- weithalsige Weckflasche mit Gummi und Klammern

Blüten verlesen und von den Kelchblättern befreien, jedoch nicht waschen, denn auf den Blüten befinden sich Wildhefen. Wasser, Zucker, Essig und Zitronensaft so lange verrühren, bis sich der Zucker auflöst. Die Blüten locker in die Flasche füllen. Mit dem Wasser-Essig-Zucker-Gemisch übergießen, mit Glasdeckel, Gummi und Klammern verschließen. 2 Tage an einem warmen Ort stehen lassen, dann setzt die Flaschengärung ein. Entstehendes Gas kann durch die Gummidichtung entweichen. Anschließend die Flasche mehrere Wochen kühl lagern, ehe der Schaumwein genossen wird.

Variante Kartoffelrose

Blütensalz aus Rosenblüten

Für Salate, auf Toast, zu Frischkäse

Zutaten:

- 1 EL Rosenblüten
- 1 EL Meersalz – Flor de Sal

Nützliches Zubehör:

- Mörser
- Glasröhrchen

Blüten verlesen, nur trockene und saubere Blüten ohne Schadstellen verwenden. Blütenblätter vom Kelch abzupfen und mit dem Salz in den Mörser geben. Beide Zutaten mit dem Mörser zerkleinern. Die feuchte Salzpaste auf einem großen Teller ausbreiten und 2 Tage an einem warmen Ort ohne direkte Sonneneinstrahlung aufstellen. Danach mit den Händen zerkrümeln oder mörsern und wahlweise in kleine Reagenzgläser oder kleine Weckgläschen abfüllen. Der Geschmack ist blumig, duftig-herb und würzig.

Extra-Tipp

Blütensalze können aus nur einer Blütenart oder aus einer Mischung essbarer Blüten hergestellt werden. Beispielsweise aus Ringelblumen, Kornblumen, Gänseblümchen, Klee, Löwenzahn, Malve und vielen mehr. Viel Freude beim Ausprobieren!

Rosenblütenmarmelade

Schnell gemacht und lecker

Zutaten:

- 2 Handvoll Rosenblütenblätter
- 250 g Zucker
- 2 Bio-Zitronen, in Scheiben geschnitten
- 250 ml Wasser
- etwas Vanille
- 5 g Apfelpektin

Nützliches Zubehör:

- Mixer
- Marmeladengläser

Rosenblüten verlesen, vom Kelch zupfen. Blütenblätter mit Zucker und Zitronenscheiben in eine Schüssel geben, alles vermischen und mehrere Stunden ziehen lassen. Zitronenscheiben herausnehmen, die Blüten-Zuckermischung in den Mixer geben, pürieren und in einen Topf umfüllen. Nun Wasser und die Vanille zugeben, zum Kochen bringen und 15 min simmern lassen. Das Pektin zugeben und nochmals 10 min köcheln lassen. Die noch heiße Marmelade in die Gläser abfüllen, sofort verschließen und abkühlen lassen. Sie ist bis zur nächsten Ernte haltbar.

LINDE (BLÄTTER, BLÜTEN, FRÜCHTE) JUNI, JULI

Linden sind große, sommergrüne Laubbäume, die in ganz Europa verbreitet sind. Sommerlinden und Winterlinden sehen sich ähnlich – und doch gibt es Unterschiede. Die Sommerlinde hat etwa 8–12 cm große Laubblätter, die gleichmäßig grün und beidseitig samtig behaart sind. Die Winterlinde hat deutlich kleinere, etwa 4–7 cm lange Blätter, die ledrig sind und eine hellere, blau- bis graugrüne Unterseite besitzen.

Geeignete Konservierungsverfahren

Blätter: Fermentation, Trocknen, Dörren
Blüten: Trocknen, Dörren, Fermentation, Einkochen
Früchte: Fermentation

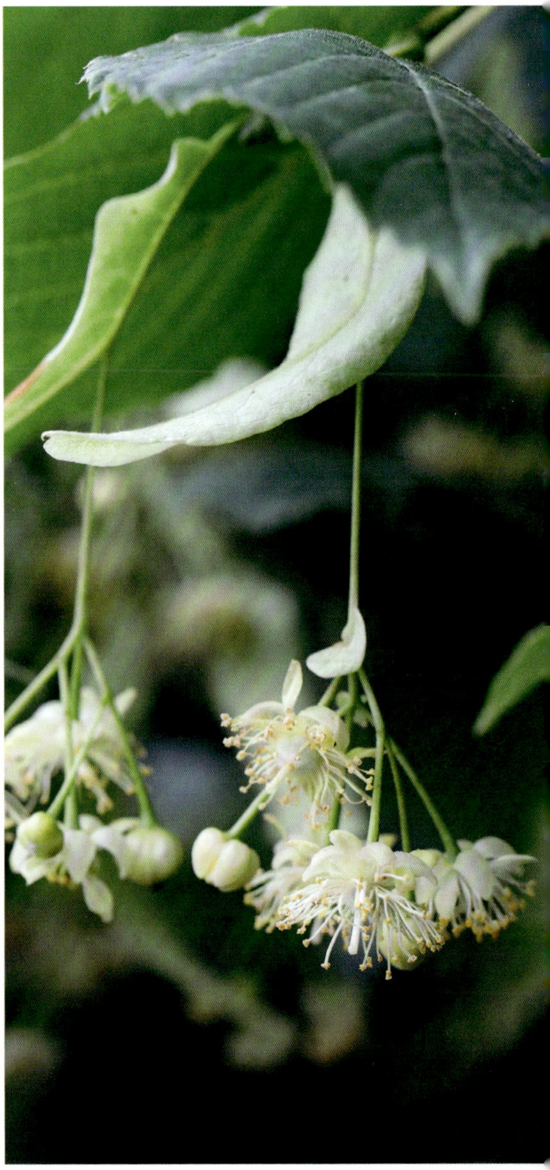

LINDENBLÄTTER

Frische Blätter gibt es kostenlos, und sie punkten meist mit mehr Vitaminen, Mineralien und sekundären Pflanzenstoffen als Obst und Gemüse aus dem Supermarkt. Zudem wachsen Baumblätter weit über dem Boden, also außerhalb der Reichweite von Tierhinterlassenschaften und Fuchsbandwurm. Lindenblätter sind die zartesten Blätter und haben einen mild-nussigen Geschmack. Zum

Sammeln empfehlen sich Bäume in Parkanlagen oder Dorfplätzen, möglichst weit weg von stark befahrenen Straßen. Auch für die großen Bäume gilt: Sammeln Sie nachhaltig, nur kleine Mengen und, wenn möglich, am besten im eigenen Garten.

„Sauerkraut“ aus Lindenblättern

Alternative zu Weißkohl

Zutaten:

- 100 g junge, aber voll entwickelte Lindenblätter der Sommerlinde
- 2–3 g Kräutersalz
- 2 Wacholderbeeren
- ½ Lorbeerblatt
- 100 ml Wasser mit 2%iger Salzlösung

Nützliches Zubehör:

- 1-l-Bügelglas

Blätter verlesen, nicht waschen, übereinanderstapeln und davon grobe Streifen abschneiden. Die Blätter wie Sauerkraut ansetzen. Dazu die Blattstreifen schichtweise in das Glas füllen, mit einem Stößel stampfen (jedoch nicht matschig stampfen), bis Zellsaft austritt und sich keine Hohlräume mehr im Glas befinden. Über die erste Schicht etwas Kräutersalz streuen, dann die nächste Blätterschicht stampfen und die Gewürze hinzugeben. Um die „Sauerkraut“-Blätter luftdicht abzuschließen, diese mit 2–3 großen Lindenblättern abdichten und obenauf so viel Salzwasser nachgießen, dass rund 1 cm Flüssigkeit stehen bleibt. Mit einem Glasgewicht oder flachen Kieselsteinen beschweren, das Bügelglas verschließen und auf einem Teller stellen. So kann austretendes Wasser aufgefangen werden. Die Fermentation ist nach etwa 1 Woche weitgehend abgeschlossen, das Glas kann dann einige Wochen im Keller gelagert werden.

BAUMBLÄTTER ALS NAHRUNG?

Wir kennen eher die Früchte von Bäumen im modernen Ernährungsplan. Dabei können viele junge Blätter essbarer Bäume und Sträucher den Speiseplan bereichern. Neben Linde eignen sich auch die Blätter von Ahorn, Birke, Ulme, Weißdorn, Wildkirsche, Hasel, Pappel wie auch sehr junge Eichenblätter mit einer Vielfalt an Aromen als Grundlage für kulinarische Zubereitungen.

Zu Röllchen geformt und in Streifen geschnitten beispielsweise als Beigabe für den Salat. Oder getrocknet und zerrieben als glutenfreies Mehl, das mit rund 10 % Anteil unter handelsübliches Mehl zum Backen gemischt werden kann.

Ein Lindenbaum gehörte früher in jeden Apothekergarten.

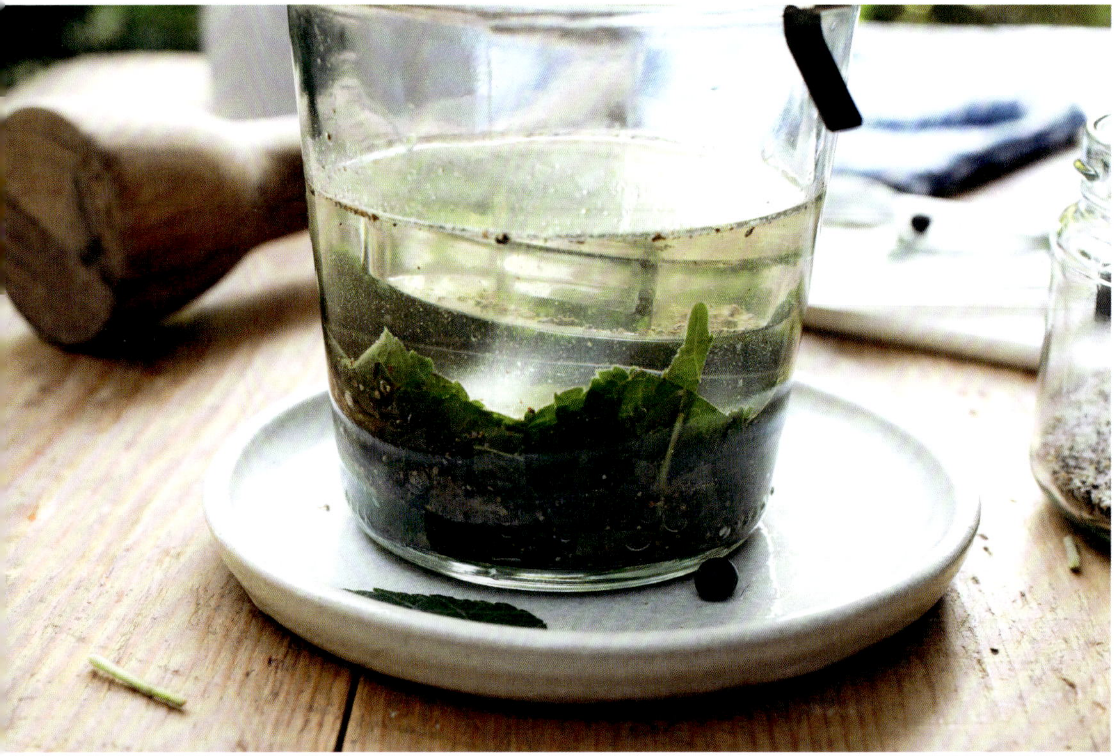

In Salzlake eingelegte Lindenblätter.

LINDENBLÜTEN (JUNI, JULI)

Lindenblütenlimonade

Gesunder Durstlöscher

Zutaten:

- 2 Handvoll frisch aufgeblühte Lindenblüten
- Saft von 2 Limetten oder 1 Zitrone
- 1 EL flüssiger Honig
- 1 l Wasser
- ½ l Apfelsaft

Nützliches Zubehör:

- Haarsieb, Passiertuch
- Saftflaschen

Lindenblüten in Wasser erhitzen und 24 Std bei Zimmertemperatur zugedeckt ziehen lassen. Den Auszug am nächsten Tag durch ein feines Sieb oder Passiertuch abgießen. Mit Zitronen- oder Limettensaft und Honig abschmecken. Zum Schluss mit Apfelsaft vermischen und in Saftflaschen umfüllen.

Die Limo ist nur begrenzt haltbar: im Kühlschrank 1–2 Wochen. Für eine längere Haltbarkeit im Einkochautomaten bei 80 °C für 30 min nachpasteurisieren.

Variante Limo aus Gierschblättern und -blüten

LINDENFRÜCHTE (JULI)

Linden bilden erst im Alter von 10–20 Jahren Früchte. Zum Vergleich: Die Früchte der Winterlinde sind rund, kleiner als die der Sommerlinde, aber in ihrer Konsistenz weicher, lassen sich zwischen 2 Fingern zerdrücken und geben dann eine ölige Flüssigkeit frei. Die Früchte der Sommerlinde sind deutlich größer, kantiger in der Form und ziemlich hart.

Lindenkapern von der Sommerlinde

Antipasti, zum Abschmecken von Reisgerichten

Zutaten:

- 1 Handvoll Früchte, entstielt
- 1 gestr. TL Natursalz
- 1/3 TL Rohrohrzucker
- 125 ml Wasser
- 125 ml Essig (weißer Balsamico)

Nützliches Zubehör:

- kleine Twist-off-Gläser

Die Früchte zusammen mit den restlichen Zutaten 30–40 min köcheln lassen und noch heiß in kleine Gläschen umfüllen. Die Früchte müssen komplett mit dem Sud bedeckt sein. Gläser sogleich fest verschließen und einem kühlen, dunklen Ort lagen. Der Kapernersatz ist mehrere Monate haltbar.

Lindenkapern von der Winterlinde

Geeignet als Salatbeilage

Zutaten:

- 1 Handvoll Lindenfrüchte, entstielt
- 1 Wacholderbeere
- 1 Nelke
- 1 TL Kräutersalz
- 120 ml Wasser
- 125 ml Essig (weißer Balsamico)

Nützliches Zubehör:

- kleine Twist-off-Gläser

Alle Zutaten in einen Topf geben und wenige Minuten köcheln beziehungsweise so lange köcheln lassen, bis sich die Lindenfrüchte zwischen den Fingern zerdrücken lassen. Die Gläschen noch heiß befüllen. Sofort verschließen und kühl und dunkel lagern. Der Kapernersatz ist mehrere Monate haltbar.

Extra-Tipp

Getrocknete Lindenblüten samt ihrem Flugblatt werden schon lange in der Naturheilkunde verwendet.
Ein Lindenblütentee ist bei fieberhafter Erkältung ein wohlschmeckendes, schleimlösendes und schweißtreibendes Naturheilmittel für Groß und Klein.
Sammeln Sie die Blüten an sonnigen Tagen am späten Vormittag. Für einen Tee werden ein TL getrocknete Blüten mit siedendem Wasser übergossen und nach 10 min abgeseiht. Noch heiß in kleinen Schlucken trinken, das fördert das Schwitzen.

HIMBEERE – JUNI BIS SEPTEMBER

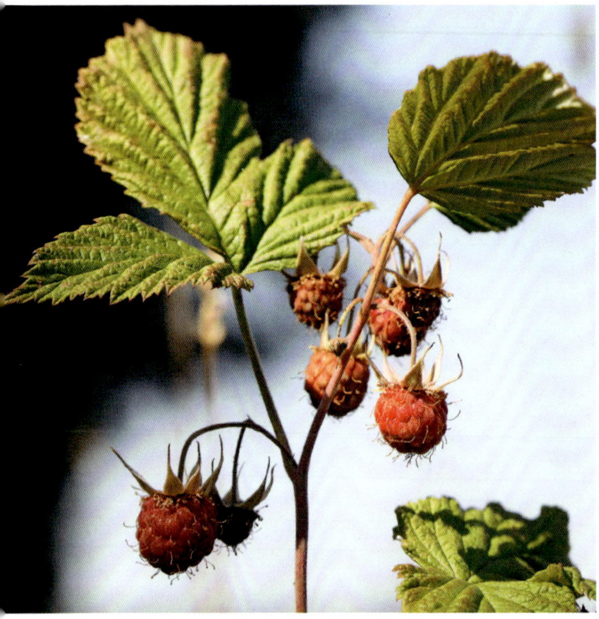

Himbeeren sind ein süßes Geschenk des Sommers.

Nahrungspflanze, Heilpflanze, Futterpflanze, Bienenweide ... Die heimische Waldhimbeere ist die Wildform der Kulturhimbeere. Sie ist kleinfruchtig, schmeckt aber vorzüglich. Als Pionierpflanze besiedelt sie gerne Kahlflächen, Lichtungen und Waldränder. Einmal angesiedelt, passt sie sich auch veränderten Bedingungen gut an. Waldhimbeeren bilden bis zu 2 m hohe Ruten, die mit Stacheln bedeckt sind. Jede Rute trägt im 2. Vegetationsjahr Früchte und stirbt dann ab. Aus dem Wurzelstock treiben jährlich neue Ruten, aber auch Vögel sorgen für ihre Verbreitung.

Junge Frühlingsblätter können auch zu Tee verarbeitet werden. Beim Sammeln von Himbeeren sollte man das Innere genau ansehen, denn diese sind öfter von Larven befallen. Himbeeren sollten rasch verarbeitet werden. Das edle, süß-fruchtige Aroma der Himbeere bleibt sowohl beim Dörren als auch verarbeitet erhalten. Wertvolle Inhaltsstoffe (Kalium, Kalzium, Magnesium, Vitamin C, B-Vitamine, Flavonoide und Ellagsäure) machen sie auch für Heilzwecke interessant.

Geeignete Konservierungsverfahren

Blätter: Fermentation
Früchte und Blätter: Trocknen, Dörren
Früchte: Einlegen in Essig, Alkohol, Entsaften, Einkochen, Einfrieren (am besten zunächst auf einem Blech vereinzeln)

Himbeeressig

Fruchtig-süßer Essig zum Abschmecken von Blattsalaten, Karottensalat

Zutaten:

- 400–500 g Himbeeren
- 1 l Apfel- oder Weißweinessig
- 1–2 EL braunen Zucker oder Honig

Nützliches Zubehör:

- Ansatzglas
- Fläschchen mit Deckel

Himbeeren in das Ansatzglas geben und anschließend mit dem Essig auffüllen. Hinzu kommen Zucker oder Honig, einmal gut umrühren. Die Mischung für etwa 2 Wochen an einem kühlen, dunklen Ort ziehen lassen. Dann hat er eine leuchtend rote Farbe angenommen. Nun die Früchte mit einem Sieb abseihen. Den Himbeeressig in kleine Fläschchen abfüllen. Zur besseren Haltbarkeit im kühlen Keller oder im Kühlschrank aufbewahren. Dort hält er sich mindestens 1 Jahr.

Varianten Brombeeren, Sanddornfrüchte, vermischt mit Orangenzesten

Himbeersaft nach Omas Art

Schmeckt in Wasser, in Bier, Prosecco, über Eis, Joghurt, Pudding

Zutaten:

- 750 g Himbeeren
- 250 ml Wasser
- 7 g Zitronensäure
- 350 g Einmachzucker

Nützliches Zubehör:

- Safttuch oder Haarsieb
- Flaschen mit Twist-off-Verschluss, Weckflaschen

Himbeeren verlesen, waschen und noch nass in eine große Schüssel geben. Die Früchte mit einem Stampfer zerdrücken. Zitronensäure in Wasser auflösen, über die Himbeeren gießen und 24 Std kühl stellen. Den so entstandenen Saft durch ein Safttuch oder feines Sieb abseihen und in einen Topf geben. Zucker zufügen und so lange köcheln lassen, bis er sich auflöst. Den Saft noch heiß in die Flaschen umfüllen und verschließen.
Kühl und dunkel gelagert ist der Saft mehrere Monate haltbar.

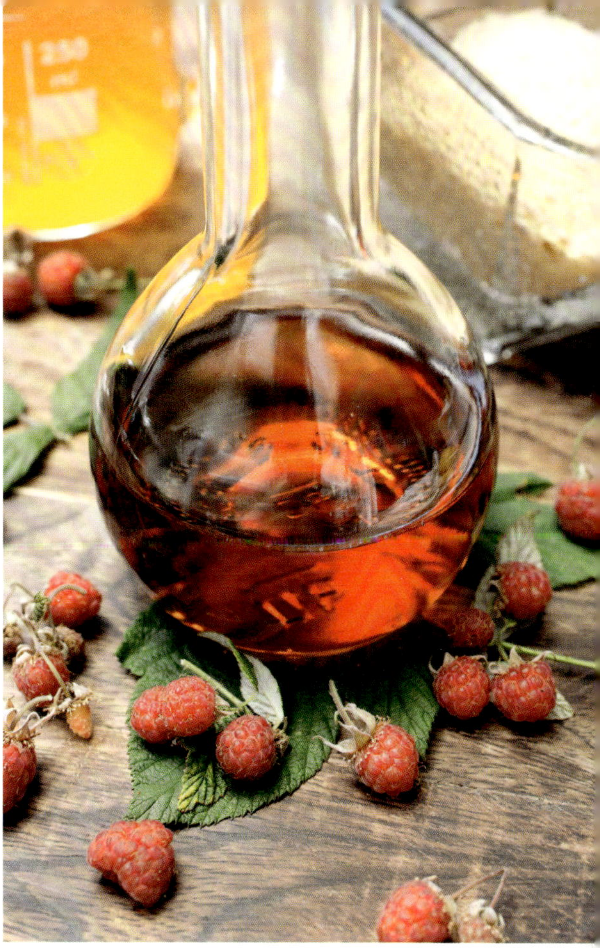

Edel: Himbeeressig verleiht Ihren Speisen eine besondere Note.

Varianten Walderdbeeren, Brombeeren, Schwarze Johannisbeeren

Himbeersoße

Für Desserts, Torten, über Eis, in Quarkspeisen, Joghurt geben oder mit Sekt verdünnen

Zutaten:

- Himbeeren
- pro kg Frucht 250 g Zucker
- pro kg Frucht Saft 1 Zitrone

Nützliches Zubehör:

- kleine Flaschen zum Abfüllen
- Stabmixer
- Haarsieb (optional)

Himbeeren verlesen, waschen, in den Topf geben, den Zucker darüberstreuen, Zitronensaft zugeben. Die Zutaten unter Rühren aufkochen, damit der Zucker schmilzt. Sollte sich Schaum bilden, diesen mit der Schöpfkelle abnehmen. Nun die Fruchtsoße mit dem Stabmixer gründlich mixen. Wer keine Kerne in der Soße haben will, kann die Fruchtsoße durch ein Haarsieb streichen. Die fertige Soße noch heiß in kleine Flaschen abfüllen. Bei 80 °C 30 min lang pasteurisieren, wahlweise im Backofen oder im Einkochautomaten.
Die Soße hält einige Monate, verliert jedoch allmählich ihre schöne rote Farbe, was dem Geschmack aber keinen Abbruch tut.

Himbeerlikör mit Sternanis

Ein klassischer „Aufgesetzter“
Zutaten:

- 300 g Himbeeren
- 150 g Kandis (weiß oder braun)
- 1 Sternanis
- 350 ml weißer Rum (40 Vol.-%)

Nützliches Zubehör:

- Ansatzglas
- Haarsieb
- Flaschen mit Twist-off-Verschluss oder Weckflaschen

Himbeeren verlesen, waschen, zusammen mit Kandis und Sternanis in ein weithalsiges Ansatzgefäß geben. Mit Rum übergießen und verschließen. Mindestens 6–8 Wochen ziehen lassen, das Glas öfter schütteln. Den fertigen Likör durch ein Haarsieb filtern, in kleine Flaschen umfüllen und verschließen. Weitere 2 Wochen reifen lassen.
Der Likör ist mindestens 1 Jahr haltbar.

Himbeergelee

Fruchtiger Brotaufstrich, oder aufs ofenwarme Croissant streichen
Zutaten:

- 750 g Himbeeren
- 125 ml Wasser
- ½ Zitrone
- 250 g Gelierzucker 2:1

Nützliches Zubehör:

- Passiertuch
- Einmachgläser

Himbeeren verlesen, waschen, mit Wasser in einen Topf geben. Unter Rühren aufkochen lassen und 10 min köcheln. Ein Passiertuch über einen Topf hängen. Himbeeren samt den Saft hineingeben und mindestens 2 Std (besser über Nacht) abtropfen lassen. Das Tuch nochmal leicht ausdrücken. Zitrone auspressen, 600 ml Himbeersaft abmessen, Zitronensaft und Gelierzucker zufügen, umrühren und 4 min sprudelnd kochen lassen. Aufsteigenden Schaum abschöpfen. Gelierprobe auf einem kalten Teller durchführen.
Das Himbeergelee noch heiß in Einmachgläser abfüllen und sofort verschließen.

Variante 400 g Himbeeren, 100 g Felsenbirnen, 125 ml Apfelsaft, 250 g Gelierzucker 2:1, einige Spritzer Zitrone, 1 Msp Zimt (optional). Felsenbirnen und Himbeeren rund 10 min im Apfelsaft weichkochen. Die Früchte mit einem Kartoffelstampfer zerdrücken. Den Fruchtbrei durch ein Passiertuch ablaufen lassen. 400 ml Saft abmessen. Weiter wie im Rezept oben angegeben.

HEIDELBEERE – JULI BIS AUGUST

Von Anfang Juli bis Ende August reifen wilde Heidelbeeren in den heimischen Nadel- und Mischwäldern und auf den Berghängen. Sie wachsen an Zwergsträuchern, die im Wald saure Böden und windgeschützte Standorte und in den Bergen südliche Hanglagen bevorzugen. Wilde Heidelbeeren sind nur halb so groß wie Kulturheidelbeeren und unterscheiden sich zudem durch ihren intensiven Geschmack und die wertvollen Inhaltsstoffe. Sogenannte Anthocyane (die blauen Farbstoffe gehören zu den kraftvollsten Antioxidantien) sorgen für die intensive Farbe und das dunkle Fruchtfleisch, außerdem sind Heidelbeeren reich an Vitaminen und Gerbstoffen, weshalb schon unsere Großmütter bei Darmproblemen mit Durchfällen auf die Kraft der blauen Beeren schworen. Verwechslungsgefahr besteht mit der ungenießbaren Rauschbeere, die Gefahr eines Befalls mit dem Fuchsbandwurm ist gering. Durch Erhitzen bei mindestens 60 °C für einige Minuten werden die infektiösen Fuchsbandwurm-Eier zuverlässig abgetötet.

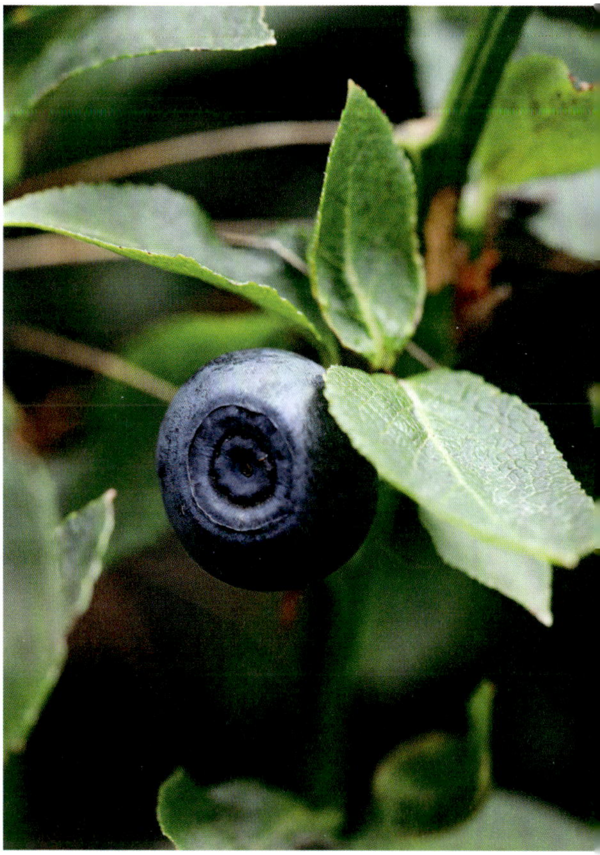

Heidelbeeren sind ein echtes Superfood.

Geeignete Konservierungsverfahren

Trocknen, Dörren
Einkochen, Entsaften
Einlegen in Essig, Alkohol
Einfrieren (zunächst vereinzeln)

Heidelbeeren ohne Zucker einkochen

Fruchtige Komponente fürs Müsli, den Joghurt oder Süßspeisen

Zutaten:

- frische Heidelbeeren

Nützliches Zubehör:

- Weckgläser
- Einkochautomat

Heidelbeeren gründlich waschen, von Stielen befreien. Beeren auf Küchenkrepp oder einem alten Geschirrtuch ausbreiten, denn Verfärbungen lassen sich nicht leicht aus Tüchern entfernen. Die sterilisierten Einkochgläser mit den Heidelbeeren befüllen und rund 2 cm Platz zum Rand lassen. Gläser wie vom Hersteller vorgesehen verschließen und im Einkochautomaten oder Topf für 30 min bei 90 °C – die Temperatur wird im Topf erreicht, wenn das Wasser blubbert – einkochen, abkühlen lassen und in den Vorrat stellen. Die Früchte haben nach diesem Vorgang jedoch nicht mehr die gleiche Konsistenz wie im Rohzustand. Sie fallen zusammen und Flüssigkeit tritt aus.
Bitte beachten Sie, dass diese Einkochmethode nur dann funktioniert, wenn alle Beeren eine Kerntemperatur von mindestens 80 °C erreicht haben.

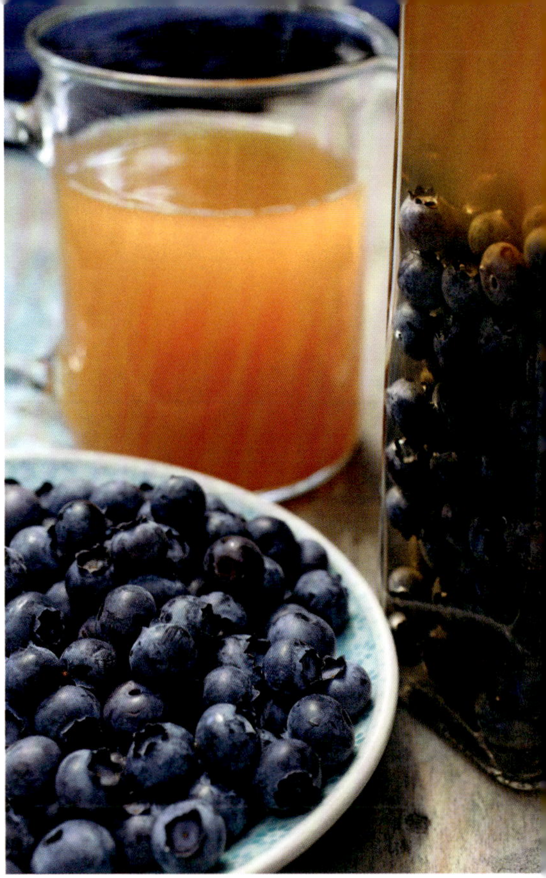
Es dauert etwa 6 Wochen, bis Sie den feinen Heidelbeeressig genießen können.

Heidelbeeressig

Für das Salatdressing, oder zum Abschmecken von Soßen

Zutaten:

- 250 g Heidelbeeren
- Apfelessig zum Auffüllen

Nützliches Zubehör:

- 500 ml Flasche mit ausreichend großer Öffnung
- Trichter

Verlesene und gewaschene Heidelbeeren über Nacht einfrieren. Durch die Eiskristalle brechen die Zellwände in den Beeren auf und der Saft kann leicht austreten. Auf die saubere Flasche einen Trichter aufsetzen und diese etwa zur Hälfte mit Heidelbeeren befüllen. Nun mit Apfelessig (siehe Seite 35, 73) auffüllen. Die Flasche verschließen und rund 6 Wochen an einem kalten, dunklen Ort ziehen lassen. So können Farbe und Aromen in den Essig übergehen. Nach der Reifezeit hat der Heidelbeeressig eine feine Fruchtnote. Solange die Heidelbeeren mit Essig bedeckt sind, muss man sie nicht zwingend abfiltern, bei niedrigem Füllstand die aber Beeren abseihen.
Der aromatisierte Essig ist mehrere Monate haltbar.

Heidelbeer-Balsamico-Creme

Passt gut zu Salaten wie Tomate-Mozzarella-Salat oder Grillfleisch

Zutaten:

- 1000 g Heidelbeeren
- 500 ml Heidelbeeressig (siehe links) oder Apfelessig (siehe Seite 35, 73)
- 2 EL Zucker

Nützliches Zubehör:

- kleine Fläschchen mit Korken, Twist-off- oder Weckfläschchen
- Trichter mit kleiner Öffnung

Einen Kochtopf fingerbreit mit Wasser befüllen, Heidelbeeren dazugeben. Deckel aufsetzen und auf kleiner Hitze etwa 30 min einkochen lassen. So platzen die Früchte auf und Saft wird abgegeben. Den Fruchtbrei durch ein Sieb geben und den reduzierten Saft auffangen. Apfel- oder Heidelbeeressig und Zucker zugeben, verrühren und ohne Deckel etwa ½ Std einreduzieren lassen. Sobald der Essig eine zähflüssige Konsistenz erreicht hat, mithilfe eines Trichters in die Fläschchen füllen. Die Flüssigkeit hat sich von etwa 1 l auf ¼ l reduziert, die Farbe ist dunkelrot bis violett.
Haltbarkeit: mehrere Wochen bis Monate.

Heidelbeeren trocknen

Schmecken im Müsli oder zwischendurch zum Knabbern und sind ein bewährtes Hausmittel bei Durchfall

Zutaten:

- Heidelbeeren

Pflücken Sie nur reife Heidelbeeren. Sortieren Sie angeschlagene oder matschige Früchte, Stiele und Blätter aus. Waschen Sie die Beeren gründlich mit klarem Wasser. Zum Trocknen des Waschwassers auf einem Küchenkrepp oder alten Geschirrtuch ausbreiten – die Beeren können hartnäckige Flecken hinterlassen.

Variante 1: An der Sonne trocknen Breiten Sie die Beeren auf einem mit Backpapier belegtem Backblech oder auf einem Tablett aus und stellen Sie dieses an einen geschützten, halbsonnigen Ort im Freien. Für Vögel und Insekten sind die Beeren eine willkommene Einladung zum Naschen. Gut geeignet sind deshalb Plätze unter einem Dachvorsprung, auf dem Balkon oder der Terrasse. Je nach Sonneinstrahlung und Temperatur kann der Trockenvorgang bis zu 3 Tage dauern.

Variante 2: Im Backofen trocknen Heidelbeeren auf einem mit Backpapier ausgelegten Backblech einlagig verteilen. Den Ofen auf 50 °C einstellen; bei Umluftbetrieb können Sie auch mehrere Bleche gleichzeitig in den Ofen schieben. Einen Kochlöffel in die Ofentür klemmen, damit Feuchtigkeit entweichen kann. Je nach Größe und Feuchtigkeitsgehalt sind die Beeren nach 3–5 Std durchgetrocknet.

Variante 3: Im Dörrautomaten trocknen Wählen Sie für eine schonende Trocknung eine niedrige Temperaturstufe. Je nachdem wie viele Lagen befüllt wurden und je nach Feuchtigkeitsgehalt dauert der Trockenprozess mehrere Stunden.
Zur Aufbewahrung eignen sich Schraub- oder Weckgläser sowie Blechdosen. Getrocknete Beeren sind unter Verschluss mindestens 1 Jahr haltbar.

Heidelbeersaft

Zum Verfeinern von Süßspeisen, Kuchen, alkoholischen Getränken, unterstützend bei Durchfall

Zutaten:

- Heidelbeeren
- Wasser
- Zucker (optional)

Nützliches Zubehör:

- Passiertuch
- Einkochautomat
- Trichter mit kleiner Öffnung
- kleine Saftflaschen

Variante 1 Frische Heidelbeeren mit etwas Wasser so lange aufkochen, bis sie platzen und ihren Saft abgeben. Den flüssigen Fruchtbrei durch ein Passiertuch oder ein Haarsieb gießen und den Saft in einer Schüssel auffangen. Sofort in Flaschen umfüllen.
Falls dadurch die Temperatur von 80 °C unterschritten wurde, nochmals 10 min bei 90 °C nachpasteurisieren.
Variante 2 Frische Heidelbeeren mit dem gleichen Gewicht Wasser in einer Schüssel zu einem Brei zerdrücken, nochmals das 2-fache Gesamtgewicht Wasser zufügen und zugedeckt 2–3 Std ziehen lassen.
Dann durch ein Passiertuch abseihen, den fertigen Saft sogleich in Saftflaschen umfüllen und ihn 30 min bei 80 °C pasteurisieren.
Variante 3 Heidelbeeren gut waschen, in den Dampfentsafter geben und mindestens 45 min erhitzen. Danach direkt mittels Abfüllschlauch noch heiß in saubere Fläschchen umfüllen und sofort verschließen.

Heidelbeerkonfitüre

Schmackhafter Brotaufstrich, passt gut ins Porridge, in den Quark oder Joghurt
Zutaten:

- 1 kg Heidelbeeren
- Saft von 1 Zitrone
- 500 g Gelierzucker 2:1 oder 250 g Gelierzucker 2:1 und 15 g Apfelpektin oder 1 kg Gelierzucker 1:1
- wahlweise 1 gestr. TL Zimt und 1 Msp Nelkenpulver

Nützliches Zubehör:

- kleine Gläschen mit Twist-off-Verschluss, Weckgläschen

Heidelbeeren verlesen, waschen, abtropfen lassen, 1 kg abwiegen, in einen hohen Topf geben und leicht zerdrücken. Zitronensaft, Zucker, ggf. Apfelpektin unter die Heidelbeeren mischen und unter gelegentlichem Rühren zum Kochen bringen. 4 min oder nach Packungsanweisung sprudelnd kochen lassen, dabei weiter umrühren, damit die Fruchtzubereitung nicht ansetzt. Eine Gelierprobe machen. Konfitüre in saubere, heiß ausgespülte Gläser abfüllen und gut verschließen. Sie ist mindestens 1 Jahr haltbar.

Heidelbeerketchup

Passt gut zu Käse, saftigem Fleisch
Zutaten:

- 1 kg Heidelbeeren
- 500 g braunen Zucker
- 500 ml Weinessig
- 1 TL Zimt
- ½ TL Piment
- 1 Msp Nelkenpulver
- ½ TL Pfeffer, schwarz
- 1½ TL Salz

Nützliches Zubehör:

- Flaschen mit ausreichend großem Twist-off-Verschluss, Weck-Fläschchen
- Pürierstab

Essig in einen Topf geben, dazu die Heidelbeeren und die Gewürze. Den Zucker darüber streuen. Zutaten gut verrühren, aufkochen lassen, bei mittlerer Hitze offen weiter kochen, bis eine dickflüssige Konsistenz entsteht. Soße pürieren, prüfen, ob die Konsistenz stimmt. Eine Gelierprobe durchführen, die Masse soll noch etwas flüssig sein und nicht die Konsistenz von Marmelade haben.
Kühl und dunkel gelagert ist das Ketchup einige Monate haltbar.

WALDERDBEERE – JULI BIS OKTOBER

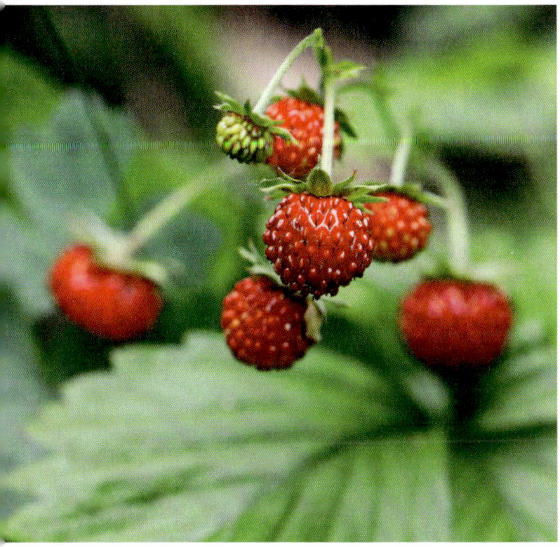

Walderdbeeren sind die kleine Verlockung am Wegesrand.

Walderdbeeren sind in ganz Europa beheimatet und wurden schon in der Jungsteinzeit von Menschen genutzt. Sie sind nicht die Wildform der Gartenerdbeeren, wie oft behauptet. Diese sind Mitte des 18. Jahrhunderts aus Kreuzungen entstanden, die in Amerika heimisch sind.
Für die Ernte der kleinen Früchte braucht es Zeit, und allzu häufig findet man Waldbeeren nicht mehr. Suchen Sie an Waldrändern oder Waldlichtungen. Ihr Durchmesser ist mit etwa 1 cm deutlich geringer als jener der Gartenerdbeere; die typischen 3-teilig gezähnten Blätter haben auch Walderdbeeren. Blütezeit ist von Mai bis September, die roten Sammelnussfrüchte reifen im ganzen Sommer bis in den Frühherbst hinein. Das volle, fruchtig-aromatisches Aroma können Sie dann genießen, wenn die Früchte tiefrot sind. Sie punkten mit Vitamin C, Eisen, Mangan und Ellagsäure – ein besonders effektiver Krebshemmer. Um die Frucht nicht zu beschädigen, diese mitsamt Fruchtstiel ernten. Gleich nach der Ernte sollten Walderdbeeren verarbeitet werden, denn sie reifen nicht nach.

Geeignete Konservierungsverfahren

Trocknen, Dörren
Einkochen
Fermentieren
Einlegen in Essig, Alkohol, Zucker

Erdbeer-Holunderblüten-Marmelade

Aufs Brot, zu Quarkspeisen, als Kuchenfüllung

Zutaten.

- 500 ml Apfelsaft
- 1 kleine Bio-Zitrone, in Scheiben geschnitten
- 500 g Walderdbeeren
- 5 Holunderblütendolden
- 500 g Gelierzucker 2:1

Nützliches Zubehör:

- Sieb
- kleine Twist-off-Gläser oder Weckgläser

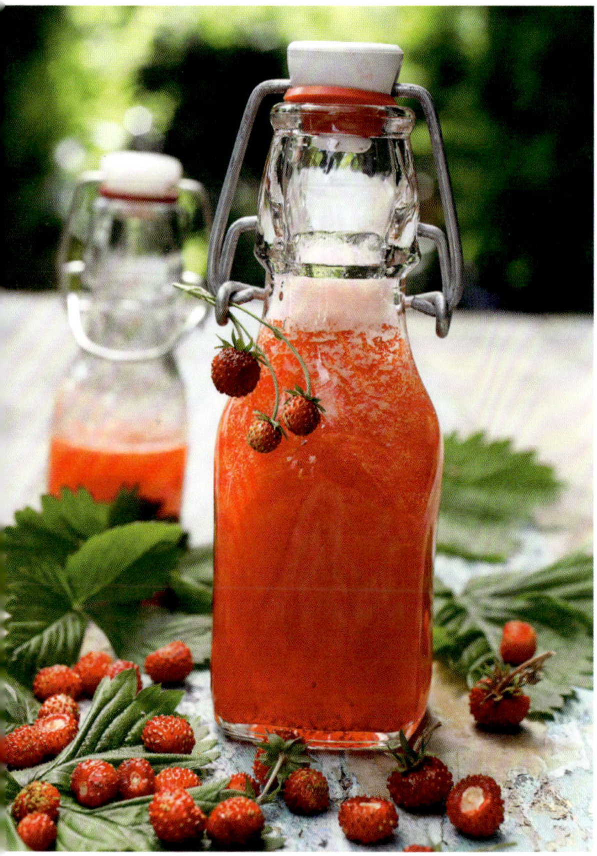

Erdbeerlimes bietet gehaltvolle Erfrischung.

Zitronenscheiben und Holunderblüten in den Apfelsaft geben. Kurz aufkochen lassen, den Sud über Nacht ziehen lassen, dann absieben und den Saft in einem Topf auffangen. Walderdbeeren entweder stückig schneiden oder zu Mus pürieren und in den Saft geben. Den Gelierzucker zufügen, gut umrühren und nach Packungsanweisung sprudelnd kochen lassen. Eine Gelierprobe durchführen, gegebenenfalls etwas Zitronensaft unterrühren und nochmals kurz köcheln lassen. Die Marmelade noch heiß in die Gläser füllen und sofort verschließen.

Erdbeerlimes

Genuss pur, schmeckt gut gekühlt oder auf Eiswürfeln

Zutaten:

- 175 g Walderdbeeren
- 125 g Zucker oder Ahornsirup
- Saft einer ½ Bio-Zitrone
- Wodka 38 %

Nützliches Zubehör:

- Pürierstab
- Messbecher
- Flaschen zum Abfüllen

Erdbeeren verlesen, waschen, größere Früchte teilen. Zitronensaft, Erdbeeren und Zucker in einen Topf geben.

Durch das Säuern behalten die Erdbeeren ihre rote Farbe und der Fruchtgeschmack kommt gut zur Geltung.

Aufkochen lassen, bis die Früchte weich sind. Alles pürieren, bis eine sämige Konsistenz entsteht.

Die Fruchtsoße abkühlen lassen und in einen Messbecher füllen. Abmessen und die gleiche Menge an Wodka hinzufügen. Gut umrühren und gleich mithilfe eines Trichters in die Flaschen abfüllen.

Der Limes ist mindestens 6 Monate haltbar.

Walderdbeerbalsamico

Ergibt zusammen mit Öl eine Vinaigrette, passt pur zu Gegrilltem

Zutaten:

- 150 g Walderdbeeren
- 50 g Rohrohrzucker
- 50 ml Balsamico-Essig
- je eine Prise Salz und Pfeffer

Nützliches Zubehör:

- Pürierstab
- Trichter
- kleine Flaschen zum Abfüllen

Walderdbeeren verlesen, waschen, grüne Kelchblätter und Stiele entfernen. Alle Zutaten in einen Topf geben, umrühren, zum Kochen bringen und weiter köcheln lassen. Nach etwa 5 min verlieren die Erdbeeren ihre feste Konsistenz. Sie sind nun weich, und es bildet sich obenauf etwas Schaum.
Nun mit dem Pürierstab zu einer sämigen Konsistenz pürieren. Noch heiß in saubere Flaschen abfüllen.

Walderdbeerlikör

Genuss für heiße Abende

Zutaten:

- 100 g Walderdbeeren
- 30 g braunen Kandiszucker
- 1 Prise Vanille, gemahlen
- weißer Rum; Wodka

Nützliches Zubehör:

- großes Ansatzglas (Bügel- oder Weckglas)
- Haarsieb
- Fläschchen mit Schraubverschluss oder Korken

Walderdbeeren eignen sich besonders gut für den Ansatz von Likör, da sie geschmacksintensiver als andere Erdbeerarten wie etwa die Gartensorten sind. Walderdbeeren gründlich waschen und abtupfen. Den Stiel mit Ansatz entfernen, größere Früchte halbieren. Walderdbeeren in ein verschließbares Glas einfüllen, den Kandis und die Vanille hinzufügen, mit Alkohol übergießen, bis alles gut bedeckt ist.
Das Glas verschließen, zwischendurch mehrmals schütteln und rund 6 Wochen ziehen lassen, ehe die Früchte abgesiebt werden. Wenn Sie keine Fruchtreste im Likör haben möchten, sollten Sie ihn zusätzlich durch ein Mulltuch sieben.
Zum Schluss den Erdbeerlikör in sterile Flaschen füllen und fest verschließen.
Erdbeerlikör verliert seine Farbe und das Aroma ziemlich rasch, deshalb sollten Sie ihn nicht zu lange aufbewahren und kühl und dunkel lagern.

Aromatischer Erdbeerzucker

Geschenk aus der Küche, zum Süßen von Milchreis oder Sahne

Zutaten:

- 125 g Walderdbeeren
- 125 g Zucker
- 1 Msp Vanille

Nützliches Zubehör:

- Backblech mit Backpapier, Dörrautomat
- Mixer
- kleine Twist-off-Gläser

Erdbeeren verlesen, waschen, Kelchblätter und Stiele entfernen, trockentupfen.
Erdbeeren in dünne Scheiben schneiden, auf dem Backpapier oder den Lagen eines Dörrautomaten verteilen. Entweder im Backofen mehrere Stunden bei geringer Hitze (50–60 °C) trocknen lassen (dabei die Backofentür einen Spalt offenlassen, damit Feuchtigkeit entweichen kann), oder im Dörrautomaten trocknen. Die völlig durchgetrockneten Erdbeerscheiben in einen leistungsfähigen Mixer geben und pulverisieren. Etwas Vanille und den Zucker hinzufügen, nochmals alles gut mixen, bis ein feines Pulver entsteht.

Extra-Tipp

Für einen noch intensiveren Erdbeergeschmack den Erdbeeranteil erhöhen. In kleine Gläser abfüllen und den Erdbeerzucker zum Abschmecken von Erdbeer-Milch, Desserts, Torten oder Cremes verwenden.

HOLUNDER (BEEREN) ENDE AUGUST

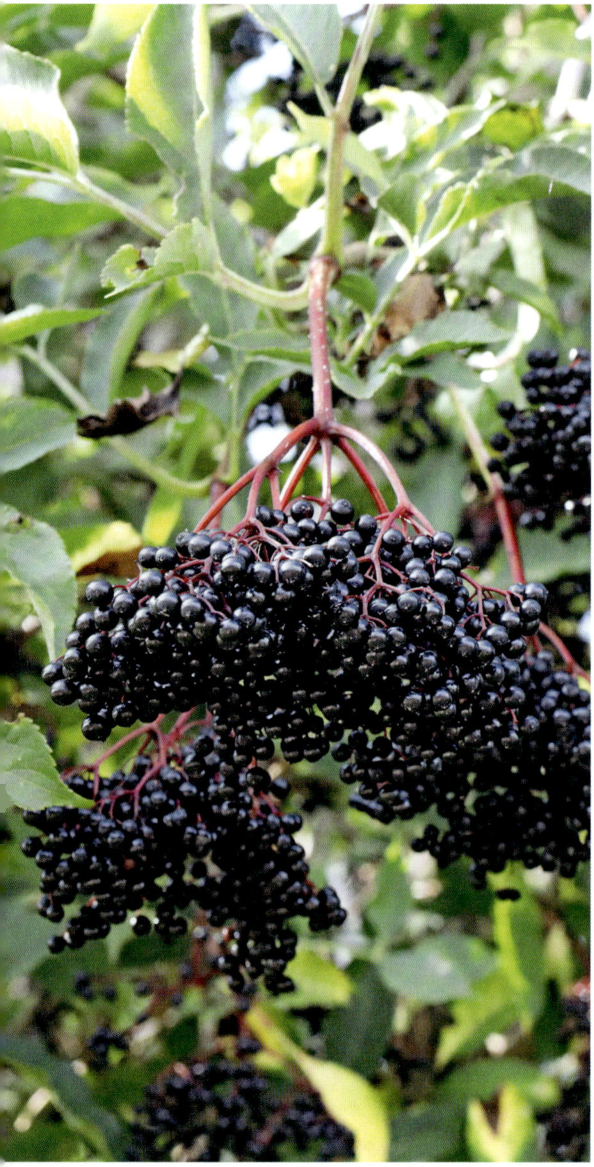

Die Beerenreife des Holunders beginnt ab Ende August, dann biegen sich oft seine Äste, da sie mit glänzend-schwarzen Beeren übersät sind. Roh sind die Beeren wegen eines cyanogenen Pflanzengifts, dem Sambunigrin in den Kernen, ungenießbar. Durch Erhitzen über 80 °C wird dieser giftige Stoff abgebaut. Deshalb können die Beeren roh getrocknet und anschließend zu heißem Tee verarbeitet werden. Holunderbeeren punkten mit viel Vitamin C und E, B-Vitaminen, ätherischem Öl, Zink, Selen, Eisen und Flavonoiden (Anthocyane, Rutin) und haben einen herb-fruchtigen Geschmack. Am besten die ganzen Doldenstände ernten und sie mit einer Schere abschneiden. Verwechslungsgefahr besteht mit dem leicht giftigen Zwergholunder.

Geeignete Konservierungsverfahren

Einkochen, Entsaften
Einlegen in Alkohol (nach Erhitzen)
Trocknen, anschließend mit mindestens 80 °C heißem Wasser übergießen, 10 min ziehen lassen

Holunderbeeren sind prall gefüllt mit Vitaminen, Mineralstoffen und Co.

Holunderbeersaft

Schmeckt kalt oder warm, pur oder verdünnt

Zutaten:

- 1 kg Holunderbeeren
- 250 ml Wasser
- Rohrohrzucker (optional)
- einige Spritzer Zitrone (optional)

Nützliches Zubehör:

- Dampfentsafter
- Thermometer
- Flaschen zum Abfüllen

Die Holunderbeeren waschen, mit den Zinken einer Gabel von den Stängelanteilen befreien und in den Korb des Dampfentsafters geben. Aus einem Kilogramm Holunderbeeren entstehen zwischen 600 und 800 ml Saft. Optional noch 100 g Zucker pro kg Saft und einige Spritzer Zitrone zugeben. Den Schlauch des Dampfentsafters nach 30–40 min öffnen und sogleich mit dem Abfüllen beginnen. Idealerweise sind die Flaschen zu diesem Zeitpunkt noch warm aufgrund der Sterilisation. Plötzliche, zu große Temperaturunterschiede zwischen Glas und Inhalt können zum Platzen der Gläser führen.

Holunder-Birnen-Saft

Zutaten:

- 1,3 kg Holunderbeeren
- 700 g reife Birnen
- 500 ml Wasser
- 500 g Zucker

Nützliches Zubehör:

- Passiertuch
- Saftflaschen

Holunderbeeren waschen, entweder mit der Hand oder den Zinken einer Gabel von den Dolden abstreifen. Birnen schälen und in Stücke schneiden. Holunderbeeren und Birnenstücke in einen großen Topf geben, mit Wasser bedecken und zum Kochen bringen. Bei mittlerer Hitze weichkochen. Das Fruchtmus durch ein Passiertuch gießen und gut ablaufen lassen. Saft abmessen und pro l Flüssigkeit mit 500 g Zucker verrühren. Den Saft abermals zum Kochen bringen und 4–5 min köcheln lassen.
Sofort und noch heiß in Saftflaschen abfüllen und sogleich verschließen. Haltbarkeit: mehrere Monate.

Variante Statt Birnen Brombeeren oder Äpfel zum Saft geben.

Holunder-Weißdorn-Konfitüre

Fürs Frühstück, zum Füllen von Kuchen oder Weihnachtsplätzchen

Zutaten:

- 500 ml Holundersaft
- 1 kg Weißdornbeeren
- 500 Gelierzucker 2:1

Nützliches Zubehör:

- Sieb
- kleine Marmeladengläser

Die Weißdornbeeren müssen zuerst rund 30 min weichgekocht und anschließend durch ein Sieb gestrichen werden. Dann Holundersaft und Gelierzucker zugeben, unter starker Hitze 3–4 min einkochen und sofort abfüllen.

Holunderbeerlikör

Schmeckt pur, aber auch köstlich mit Sekt oder Ginger Ale

Zutaten:

- 500 g Holunderbeeren
- 200 g Kandis (weiß oder braun)
- 1 l Kornbrand, 42 Vol.-%
- 1 Vanilleschote
- 1 Zimtstange

Nützliches Zubehör:

- Ansatzglas
- Passiertuch
- Flaschen

Holunderdolden waschen, verlesen und abtropfen lassen. Die Beeren abstreifen und mit etwas Wasser auf kleiner Flamme köcheln, bis sie weich sind. Topf beiseitestellen und erkalten lassen.
Nun die Beeren in ein Ansatzglas geben, Vanilleschote, Zimtstange und Zucker dazugeben, mit Kornbrand auffüllen und mindestens 8 Wochen ziehen lassen.
Das Glas einmal wöchentlich schwenken.
Dann den Likör abgießen und in saubere Flaschen abfüllen. Die Haltbarkeit beträgt viele Monate.

Holunderbeergelee

Schmeckt am besten auf gebuttertem Brot oder Hefezopf

Zutaten:

- 700 g Holunderbeeren
- 350 ml Wasser
- 300 g Zucker
- optional einige Minzblätter

Nützliches Zubehör:

- Passiertuch
- kleine Marmeladengläser

Holunderbeeren entstielen, mit Wasser in einen Topf geben und so lange köcheln, bis die Früchte weich sind. Kochplatte ausschalten und die Beeren nochmals 10 min nachziehen lassen. Das Fruchtmus durch ein Passiertuch absieben. Wenn Sie die Beeren nicht ausdrücken, bleibt der Saft klar, ansonsten wird er trüb – was jedoch keine Qualitätsminderung darstellt. Den Saft abermals in den Topf geben, Minzblätter und Gelierzucker zu-geben und unter ständigem Rühren rund 4 min sprudelnd weiterköcheln lassen. Minzblätter mit der Gabel entfernen.
Gelierprobe durchführen. Das Gelee noch heiß in saubere Gläser einfüllen, sofort verschließen und auf einer isolierenden Unterlage auskühlen lassen.
Kühl und dunkel gelagert beträgt die Haltbarkeit 12 Monate. Einmal geöffnet, das Glas im Kühlschrank aufbewahren.

Holunderbeeren-Birne-Kompott

Passt gut zu Waffeln, Pfannkuchen, Germknödel, Kaiserschmarrn

Zutaten:

- 250 g Holunderbeeren
- 4 Birnen, geschält und gewürfelt
- 100 g Zucker
- 1 TL Maismehl
- 50 ml Wasser
- 1 EL Zitronensaft
- optional Gewürze (½ TL Zimt, 2 Nelken, Schale einer Bio-Orange)

Nützliches Zubehör:

- Küchensieb
- kleine Gläschen

Holunderbeeren waschen, Stiele abschneiden und gut abtropfen lassen. Die Beeren mit Wasser unter Rühren aufkochen lassen, bis sie weich werden. Das Fruchtmus durch ein Sieb drücken und die Flüssigkeit auffangen. Den Zucker in den Topf geben und so lange erhitzen,

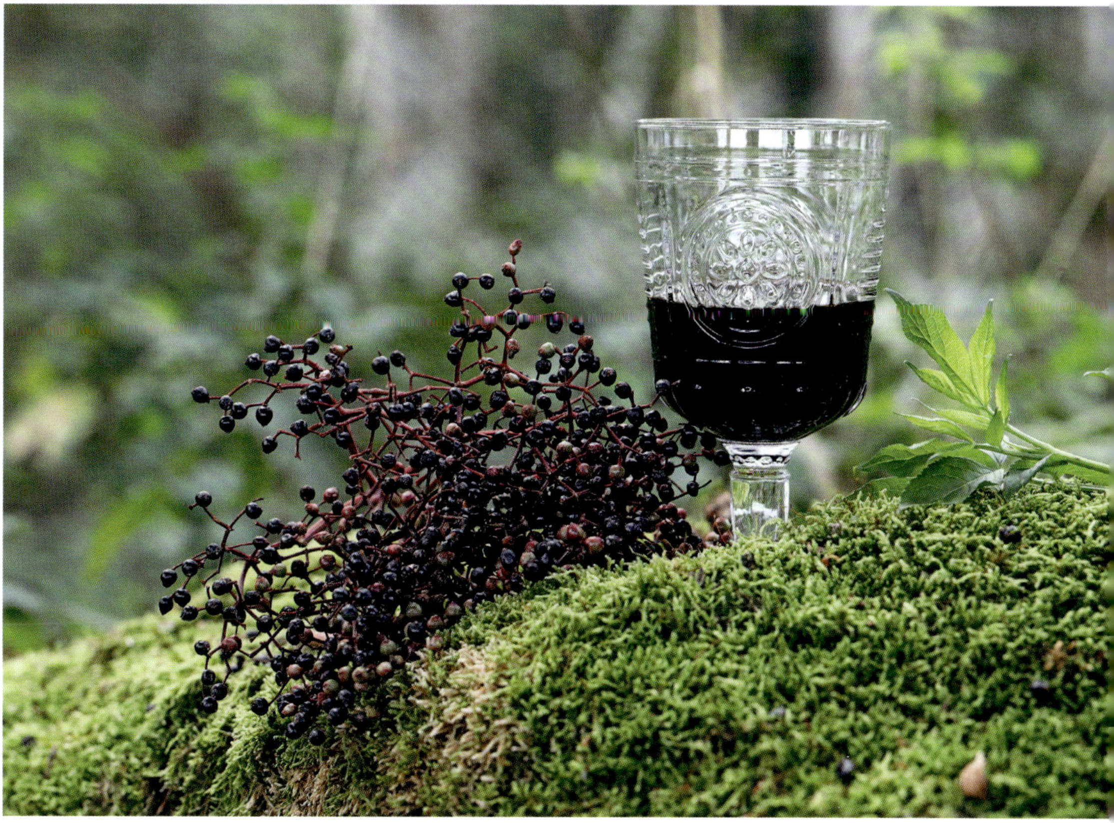

Holunderbeersaft pusht die Abwehrkräfte.

bis er goldgelb wird. Den Topf vom Herd nehmen und vorsichtig mit dem Holundersaft aufgießen. Gewürze, Zitronensaft und Birnenwürfel zugeben und gegebenenfalls etwas Wasser zugeben, bis die Birnen mit Flüssigkeit bedeckt sind. Birnen 15 min im Sud köcheln lassen, vom Herd nehmen und nochmals 2 Std ziehen lassen. Das Kompott nochmals bis zum Köcheln erhitzen, in einem Schälchen die Maisstärke zum Andicken gut verrühren, einrühren, nochmals aufkochen lassen und noch heiß in Gläser abfüllen.
Das Kompott ist mehrere Monate haltbar.

Extra-Tipp

Holunderpunsch für den Winter herstellen: Eine Mischung aus je 300 ml Holunderbeeren-, Schlehen- und Apfelsaft, je 50 ml Holunderblütensirup und Früchtetee sowie weihnachtlichen Gewürzen (Zimt, Nelke, Kardamom, Vanille) ergibt die Grundlage für einen winterlichen Holunderpunsch. Er lässt sich wahlweise 1:1 verdünnen mit Früchtetee oder Rotwein. So erhalten Sie entweder einen fruchtigen Kinderpunsch oder einen weihnachtlichen Glühwein.

PREISELBEERE – ENDE AUGUST BIS ANFANG OKTOBER

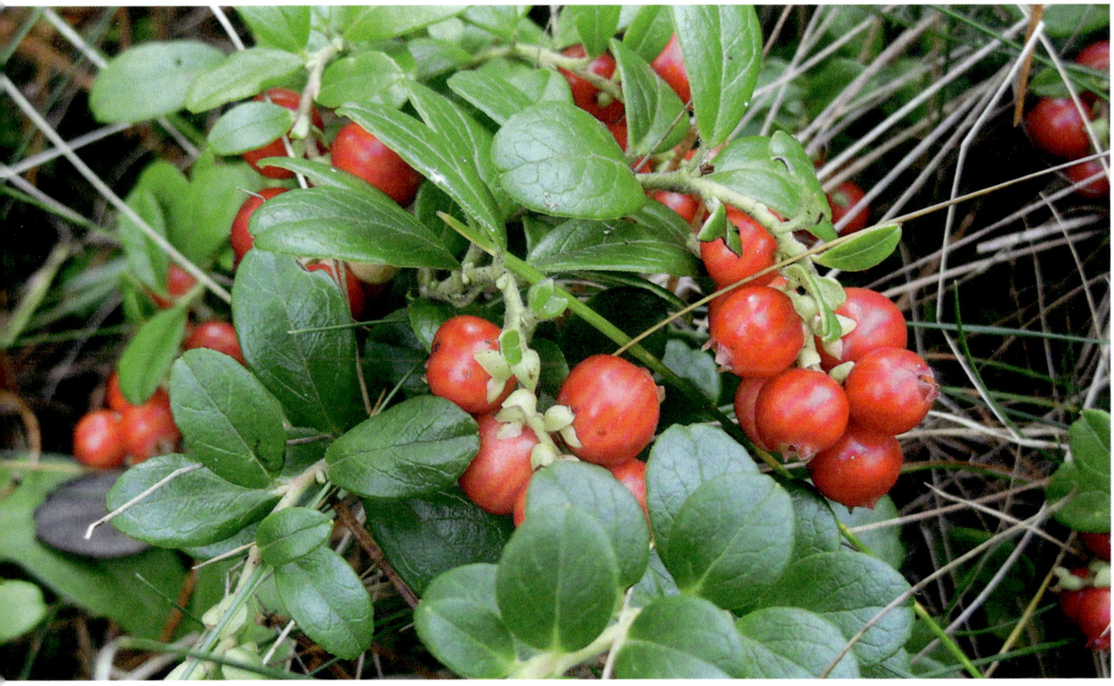

Preiselbeerstrauch mit seinen leuchtend roten Früchten.

Preiselbeersträucher besiedeln die sauren Fichten- und Kiefernwälder. Sie wachsen gern zwischen Heidelbeersträuchern sowie an sonnigen Standorten in Mooren und auf Bergheiden bis 2000 m Höhe. Der immergrüne und frostharte Zwergstrauch bildet ab dem Spätsommer bis in den frühen Herbst hinein leuchtend rote, erbsengroße Beeren. Je nach Region werden sie auch Granten, Moosbeeren oder Kronsbeeren genannt. Die frischen Früchte schmecken roh herb und säuerlich bitter. Sie sind reich an Vitaminen und Mineralstoffen. Benzoe-, Ascorbin- und Salicylsäure geben den Preiselbeeren ihren charakteristischen Geschmack.

Traditionell werden Preiselbeeren vor allem in den nördlichen Ländern als natürliche Vitamin- und Mineralstoffquelle für die kalte Jahreszeit konserviert und gern als Beilage zu Fleischgerichten und Rotkohl gereicht. Durch den hohen Säuregehalt haben sie eine lange Haltbarkeit.

Die kleinen, runden Früchte werden aber

auch für Heilzwecke verwendet. So kann durch sie wegen der entzündungshemmenden, harntreibenden und antibakteriellen Wirkung eine Blasenentzündung zum Abklingen gebracht und die Behandlung von Rheuma unterstützt werden. Um von der positiven gesundheitlichen Wirkung zu profitieren, sollten sie mit möglichst wenig Zucker haltbar gemacht werden.

Geeignete Konservierungsverfahren

Trocknen, Dörren
Einkochen, Entsaften
Einlegen in Alkohol
Einfrieren

Getrocknete Preiselbeeren

Als Snack oder als Zutat fürs Müsli, Porridge

Zutaten:

> Preiselbeeren

Die beste Erntezeit der Beeren ist von Ende August bis Anfang Oktober. Die Beeren vorzugsweise an trockenen Tagen ernten. Wenn sie eine leuchtend rote Farbe haben, sind sie vollreif. Bei wilden Beeren ist es wichtig, diese vor dem Verzehr gründlich zu waschen. Wer die Angst vor dem Fuchsbandwurm nicht ablegen kann, sollte wissen, dass die wissenschaftlichen Belege für die Übertragung durch Beeren sehr dürftig sind. Im Zweifel auf ein anderes Rezept zurückgreifen, bei dem die Beeren erhitzt werden. Getrocknet schmecken Preiselbeeren immer noch herb, aber nicht mehr so ausgeprägt wie frische Beeren.

Variante 1: Im Dörrautomaten trocknen Je nach Gerät ist die Temperatur einstellbar. Die Beeren locker auf den Rosten verteilen. Innerhalb weniger Stunden sind die Beeren trocken.

Variante 2: Im Backofen trocknen Die Beeren auf einem mit Backpapier ausgelegten Backblech verteilen und bei 40–50 °C trocknen lassen. Damit die Feuchtigkeit entweichen kann, einen Kochlöffel oder Backhandschuh in die Ofentür klemmen, so dass diese einen Spalt offensteht.

Variante 3: An der Luft trocknen An ausreichend warmen Tagen auf dem Dachboden, oder neben einem brennenden Kamin. Wichtig ist, dass es ausreichend warm ist und ein Luftaustausch stattfinden kann.

Um eine Schimmelbildung zu vermeiden, die Beeren mehrmals wenden.

Schonend getrocknete Preiselbeeren enthalten noch fast so viele Vital- und Nährstoffe wie frische Beeren. Damit ist eine Rohkostqualität gewährleistet, sie sind ungeschwefelt, ungeölt und natürlich Bio und vegan.

Extra-Tipp

Landen auch hellere Beeren im Sammelkörbchen, diese beiseitelegen, denn sie reifen zu Hause an einem kühlen Platz noch nach.

Preiselbeerkompott

Passt zu Wild, Sauerbraten, zu Käse oder in Frischkäse gerührt

Zutaten:

- 1000 g frische Preiselbeeren
- Saft einer ½ Bio-Orange
- 500 g Zucker
- ½ Zimtstange
- 2 Gewürznelken

Nützliches Zubehör:

- kleine Weck- oder Twist-off-Gläser

Preiselbeeren verlesen, Stiele und Blätter entfernen, gründlich waschen und in einen Topf geben. Orangenschale mit dem Zestenreißer fein abziehen und zu den Preiselbeeren geben. Orange auspressen, den Saft, Gelierzucker, Zimt und Nelken beigeben. Anschließend 20 min auf kleiner Flamme kochen, Gewürze entfernen. Noch heiß in die ausgekochten Gläser abfüllen, sofort verschließen und auskühlen lassen.

Die Gläser sind bis zur nächsten Ernte und darüber hinaus haltbar.

Variante Kirschpflaumen

Preiselbeersaft

Hergestellt ohne aufwendiges Equipment

Zutaten:

- Preiselbeeren

Die Technik ist einfach und effektiv und geeignet für fast alle Arten von Beeren und saftreichen Früchten. Schüssel, Topf und großes Sieb hat so gut wie jeder im Haushalt. Diese Variante funktioniert allerdings nur effektiv, wenn man langsam arbeitet und den Dingen einfach ihren Lauf lässt.

Beeren verlesen, waschen. Etwa 4 cm Wasser in einen Topf geben, die Preiselbeeren zugeben. Deckel aufsetzen, den Topf langsam auf kleiner Flamme erhitzen. Jetzt nicht rühren, die Beeren simmern lassen. Nach 15–20 min haben sie eine matschige Konsistenz. Ein großes Sieb auf einen weiteren Topf aufsetzen, die aufgekochten Beeren in das Sieb kippen. Den Saft mehrere Stunden abtropfen lassen. Wenn Sie klaren Saft haben möchten, die Fruchtmasse anderweitig verwerten, wenn Sie trüben Saft mit Fruchtfleisch bevorzugen, dann die Fruchtmasse mit einem Kochlöffel nochmals gut ausdrücken. Den Saft in ausgekochte Fläschchen abfüllen und verschließen. Nochmals für 20 min bei 90 °C nachpasteurisieren lassen, dann ist der Saft auch mehrere Monate haltbar.

Preiselbeersirup

Als Soße übers Eis, zum Mixen oder verdünnt als Fruchtsaftgetränk

Zutaten:

- 400 g Preiselbeeren
- 400 g Rohrohrzucker
- 700 ml Wasser
- 1 Bio-Zitrone
- 5 g Zitronensäure

Nützliches Zubehör:

- großes Sieb
- Flaschen
- Trichter

Preiselbeeren und Zucker in einen ausreichend großen Topf geben. Mit Wasser übergießen, umrühren, alles zum Kochen bringen. Für 10 min weiter simmern lassen, gelegentlich umrühren. Sollten die Beeren noch nicht aufgeplatzt sein, mit einem Kartoffelstampfer zerdrücken. Zitronenscheiben und Zitronensäure zugeben und weitere 3 min simmern lassen. Den Topf beiseitestellen

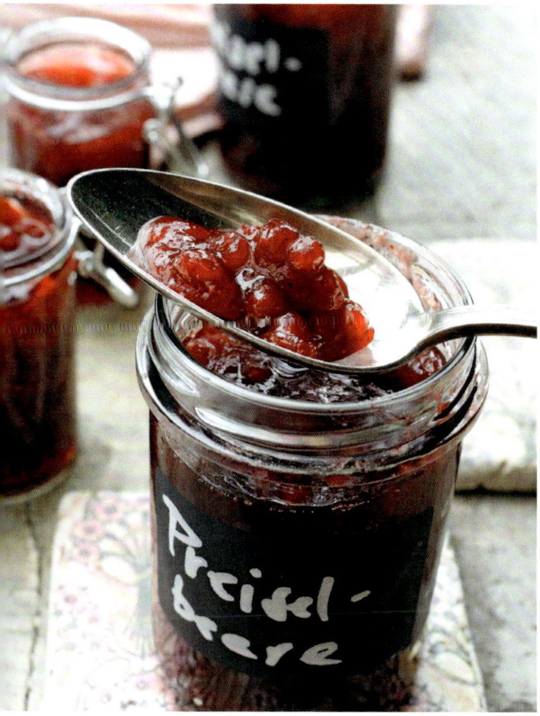

Preiselbeerkompott ist besonders im Norden eine beliebte Beilage zu Fleischgerichten.

und für rund 10 min abkühlen lassen. Die Beeren durch ein großes Sieb streichen und den Sirup mittels Trichter in saubere Flaschen abfüllen. Nochmals 30 min bei 80 °C nachpasteurisieren, dann hält der Sirup bis zur nächsten Ernte oder darüber hinaus.

Variante Preiselbeeren verlesen, waschen, abtropfen lassen. Den Zucker mit dem Wasser aufkochen lassen, bis er sich auflöst. Preiselbeeren, Zitronenscheiben, Zitronensäure und den kochend heißen Zuckersirup in eine Schüssel geben, dann umrühren. Gut verschlossen an einem kühlen Ort 3 Tage ziehen lassen. Dann die Beeren abseihen, den Sirup aufkochen und mithilfe eines Trichters in saubere Flaschen abfüllen.

Extra-Tipp

Preiselpeter-Cocktail aus Preiselbeersirup und Prosecco: 200 ml Preiselbeersirup, 150 ml Prosecco, 125 ml Mineralwasser, 3 Eiswürfel. Eiswürfel und Preiselbeersirup in ein Longdrinkglas geben. Mit Prosecco und Mineralwasser aufgießen und gleich genießen.

Preiselbeerlikör

Schmeckt besonders gut als Digestif nach einem Wildgericht

Zutaten:

- 300 g Preiselbeeren
- 200 g Kandiszucker (weiß oder braun)
- 750 ml Doppelkorn

Nützliches Zubehör:

- großes Ansatzglas
- Filter, Sieb

Alle Zutaten in das Glas füllen, umrühren und mindestens 4 Wochen in der Küche stehen lassen. Weitere 4–8 Wochen in den kühlen Keller stellen, dabei das Glas öfter schütteln. Danach den Inhalt des Glases abfiltern und den fertigen Likör in Flaschen umfüllen. Wenn der Likör mindestens 1 Monat an einem dunklen Ort ruht, bekommt er ein noch intensiveres Aroma.

Der Likör hält mindestens 1 Jahr.

Varianten Zu den Preiselbeeren noch 100 g Wacholderbeeren zufügen, so entsteht ein würziges „Waldaroma“. Oder eine Zimtstange zufügen, dann bekommt der Likör eine weihnachtliche Note.

HASEL (NÜSSE) – MITTE SEPTEMBER BIS ENDE OKTOBER

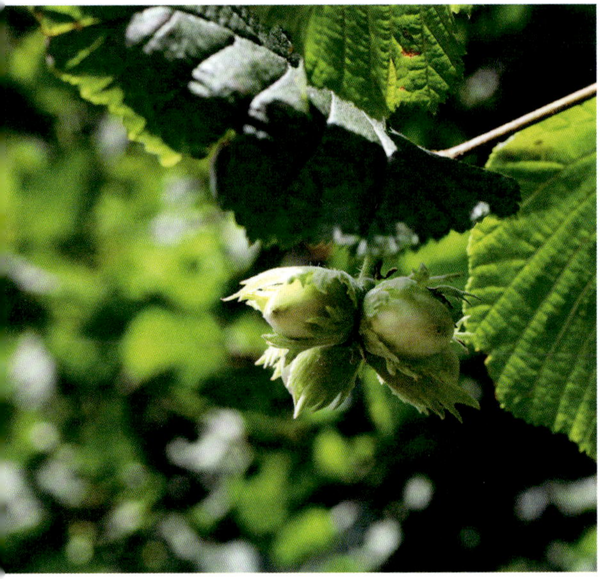

Haselnusssträucher sind an Waldrändern zahlreich vorhanden.

Die Haselnuss gehört zu den allerersten Früchten, die von Menschen gegessen wurden. Die Nussernte ist an sonnigen Standorten besonders reichlich. Die Ernte der kugeligen Nüsse beginnt meist Mitte September und endet Ende Oktober. Darauf achten, dass die Schale nicht beschädigt ist. „Gelochte" Haselnüsse sind von Rüsselkäfern, den Haselnussbohrern, befallen und nicht mehr brauchbar. Zum Lagern bleiben die Nüsse in der Schale und werden in der Sonne getrocknet. In kühlen Räumen sind sie so rund 12 Monate haltbar.

Haselnüsse sind reich an wertvollen Fettsäuren (bis zu 60 % Fettanteil, bestehend aus Ölsäure, Palmitin-, Stearin- und Linolsäure), hochwertigem Eiweiß, sowie Vitaminen (A, B, C und E) und Mineralstoffen (Zink, Magnesium, Kalium).

Geeignete Konservierungsverfahren

Trocknen, Dörren
Einkochen

Nussmus

Ideal zu Porridge, Müsli

Zutaten:

- Haselnüsse, Menge nach Wahl
- etwas Honig (optional)
- Vanille (optional)

Nützliches Zubehör:

- kleine Schraubgläser, Bügelgläser
- leistungsfähiger Mixer

Nüsse einlagig auf einem Backblech verteilen, 10 min bei 180 °C Umluft anrösten. Die noch warmen Nüsse mit einem Geschirrtuch abreiben, so werden die meisten der bitteren Schalen entfernt. Honig und/oder Vanille und nur so viele Nüsse in den Mixer geben, wie das Gerät verarbeiten kann. So lange mixen, bis eine cremige Konsistenz entsteht. Die Nussmasse darf jedoch nicht heiß werden, da sich sonst das Öl abtrennt. Gegebenenfalls eine Pause zwischen den Mixvorgängen einlegen. Das fertige Mus sofort in kleine Gläser abfüllen. Ungeöffnet ist das Nussmus einige Monate haltbar. Nach dem Öffnen im Kühlschrank aufbewahren.

Varianten Walnüsse, Mandeln

Salbei-Haselnuss-Pesto

Passt gut als Brotaufstrich, zu Nudeln

Zutaten:

- 150 g Haselnüsse
- 150 ml Olivenöl
- 1 Handvoll Salbeiblätter
- 1 Handvoll glatte Petersilie
- 1 Handvoll Lauchringe
- 1 TL Honig
- 1 EL Tomatenmark
- 25 g Pecorino oder Parmesan
- Salz, Pfeffer

Nützliches Zubehör:

- kleine Twist-off-Gläser, Bügel- oder Weckgläser

Ganze Haselnüsse ohne Fett in einem Pfännchen anrösten. Salbeiblätter, Petersilie, Lauch, Tomatenmark, Nüsse und Honig in einen Standmixer geben. So lange mixen, bis eine breiige Konsistenz entsteht. Wenn die Konsistenz zu sämig ist, noch Olivenöl hinzufügen. Mit Salz und Pfeffer abschmecken. Das cremige Pesto in kleine Gläschen abfüllen. Obenauf sollte eine Ölschicht schwimmen. Kühl und dunkel gelagert, ist das Pesto mehrere Wochen haltbar.

Nussmus schmeckt lecker zu Müsli.

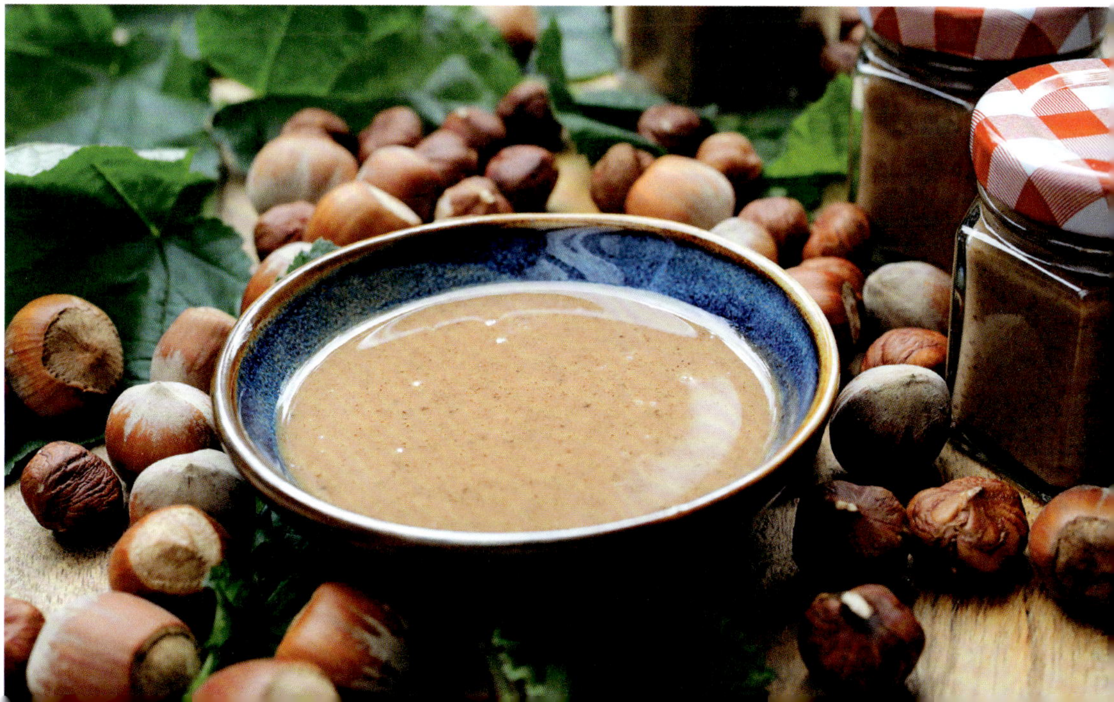

PILZE – JULI BIS NOVEMBER

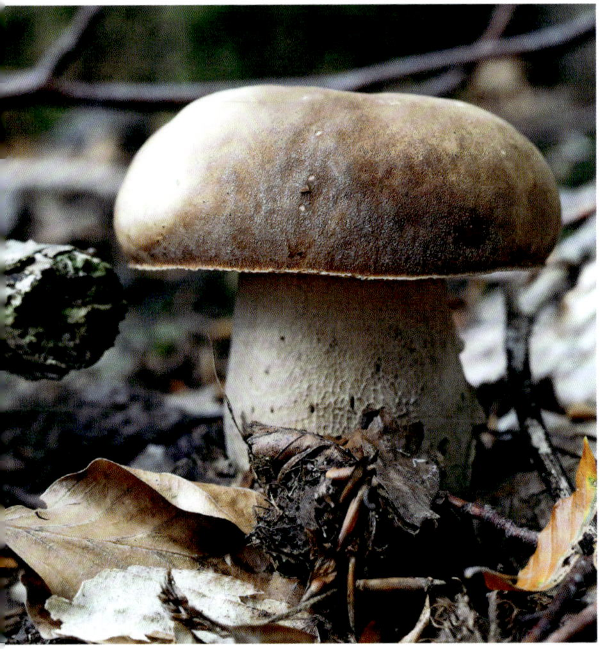

Steinpilz

Der Spätsommer – vereinzelt sogar früher – und der Herbst sind die richtige Zeit, um für eine üppige Pilzernte durch die hiesigen Laub- und Nadelwälder zu streifen. Von den mehreren Tausenden heimischen Arten gelten bei uns rund 200 als Speisepilze. Und doch landen meist nur die Top 10 in den Sammelkörbchen. Erste und oberste Regel beim Pilzesammeln lautet: Was der Sammler nicht kennt, bleibt im Wald. Festfleischige Sorten wie der Steinpilz, der Echte Pfifferling, der Maronenröhrling, junge Rotkappen und Birkenpilze, Hexenröhrlinge, Parasole oder Wiesenchampignons eignen sich gut zum Trocknen oder Einlegen. Der edle Steinpilz führt die Rangliste an, denn er behält seine Farbe und hat auch nach dem Trocknen ein unvergleichlich würziges Aroma. Gerade bei Pilzen ist es wichtig, auf eine Top-Qualität und -Frische zu achten. Ihr Eiweißgehalt ist recht hoch, und eine beginnende Eiweißzersetzung kann zu einer sogenannten unechten Pilzvergiftung mit heftigen Magen-Darm-Beschwerden führen.

Geeignete Konservierungsverfahren

Einfrieren
Trocknen, Dörren
Einlegen in Essig, Öl

Pilze trocknen

Als Würzpilze, für Suppen, Soßen, Aufläufe, Ragouts oder Pasteten

Zutaten:

- festfleischige Speisepilze

Nützliches Zubehör:

- Dörrautomat
- Gläser mit Bügel- oder Schraubverschluss

Die Pilze möglichst an trockenen Tagen sammeln. Bei Pilzen gilt die Küchenregel, sie nicht zu waschen, da sie sonst Wasser saugen. Das würde den Trockenprozess wesentlich verlängern, die Qualität der getrockneten Pilze deutlich schmälern und die Gefahr einer Schimmelbildung

erhöhen. Anhaftende Erde und Verunreinigungen deshalb mit einer weichen Bürste entfernen oder ausschneiden. Gesäuberte Pilze in 3–4 mm dicke Scheiben schneiden. Zeigen sich beim Aufschneiden viele Madengänge oder weiße, wurmartige Maden, sind diese Exemplare nichts mehr für den Verzehr. Einzelne befallene Stellen können jedoch ausgeschnitten werden. Unsere Großmütter haben Pilze noch an einer Schnur aufgefädelt, auf Papier in der Sonne oder im Backrohr getrocknet. Heute greift man eher zu Dörrautomaten mit regelbarer Temperatur. Bei niedriger, aber konstanter Temperatur um die 50 °C bleiben die Aromastoffe und Vitamine erhalten.
Der Trockenprozess ist nach 3–6 Std abgeschlossen. Wenn sie beim Wenden rascheln, können die getrockneten Schätze in luftdichte Gläser gepackt werden.

Essigpilze

Säuerlich würzige Beilage zu herzhaften Gerichten und Salaten

Zutaten:

- 500 g kleine, feste Waldpilze (Pfifferlinge, Maronenröhrlinge, Steinpilze)
- 100 ml Weißweinessig
- 600 ml Wasser
- 4 Wacholderbeeren
- 1 TL Senfkörner
- je 1 Lorbeerblatt pro Glas
- 1 Zweig Rosmarin
- 1 Zweig Thymian
- 4 Pfefferkörner, schwarz
- Salz
- Olivenöl

Nützliches Zubehör:

- kleine Weck- oder Twist-off-Gläser

EXTRA-TIPPS

Die getrockneten Pilze im Standmixer, Thermomix oder Mörser fein mahlen. Dann vollständig auskühlen lassen, in ein verschließbares Glas abfüllen und im Keller aufbewahren. Das Pilzpulver als aromatisches Würzmittel für Soßen, Kartoffel- und Nudelgerichte verwenden.

Steinpilz-Walnuss-Pesto aus getrockneten Pilzen herstellen: 25 g getrocknete Steinpilze, eingeweicht und kleingeschnitten, 80 g Walnusskerne, 3 EL Parmesan, fein gerieben, 30 g Pinienkerne, 1 Zwiebel, fein gewürfelt, 2 Knoblauchzehen, 1 EL Butter, 1 kleiner Bund fein gehackte Petersilie, Salz, Pfeffer.
Walnusskerne und Pinienkerne fein hacken und in einer Pfanne ohne Öl rösten. Butter in einer weiteren Pfanne schmelzen, Knoblauch in Zwiebeln darin andünsten, Olivenöl zugießen und erwärmen, Steinpilze zugeben, mit Salz und Pfeffer würzen, Parmesan und Petersilie untermengen und mit einer großen Portion Dinkel-Bandnudeln servieren.

Getrocknete Steinpilze können in der Küche vielseitig genutzt werden.

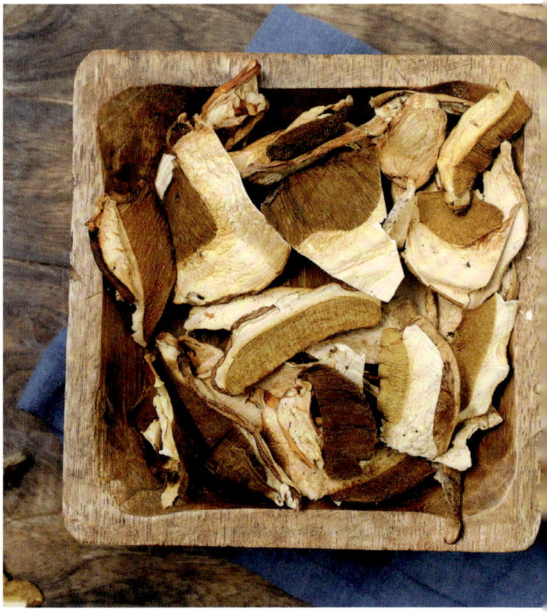

Pilze putzen, kleine Pilze ganz lassen, größere in mundgerechte Stücke schneiden. Salzwasser in einem Topf aufkochen, die Pilze zufügen und nicht länger als 5 min köcheln lassen. Die Pilze abgießen und sofort mit klarem Wasser abspülen. Wasser, Essig und die Gewürze in einen Topf geben und aufkochen lassen.
Die Pilze hinzufügen und 5–10 min darin köcheln lassen. Pilze und Sud noch kochend heiß in die Gläser füllen.
Darauf achten, dass der Essigsud die Pilze bedeckt. Anschließend mit noch 1 cm Öl bis zum Rand auffüllen, das verdichtet die Oberfläche. Gläser noch heiß verschließen, auskühlen lassen und kühl und dunkel lagern. Vor dem Verzehr rund 1 Woche marinieren lassen.
Die Haltbarkeit ungeöffneter Pilze beträgt mehrere Monate.

Eingelegte Pilze in Olivenöl

Als Antipasti servieren

Zutaten:

- 500 g feste Waldpilze
- 500 ml Essig
- 500 ml Öl
- 1 l Wasser
- 1 Zwiebel
- 4 EL Zucker
- 2 EL Salz
- 1 TL Pfefferkörner
- frischer Oregano
- 2 Nelken
- 4 Wacholderbeeren
- alternative Würze: statt Nelken und Wacholder Knoblauch und Chili

Nützliches Zubehör:

- Twist-off-Gläser, Weckgläser

Wasser und Essig zum Kochen bringen, die Gewürze dazugeben, den Topf vom Herd nehmen und den Sud rund 15 min ziehen lassen. Die Pilze gründlich reinigen (schadhafte Stellen ausschneiden, anschließend bürsten oder mit einem Küchentuch abreiben), in mundgerechte Stücke schneiden und 10 min im Gewürzsud köcheln lassen. Die gegarten Pilze mit einem Lochsieb herausnehmen, gut abtropfen lassen und in Gläser einfüllen. Pilze vollständig mit Öl bedecken, das Glas fest verschließen.
Kühl und dunkel gelagert halten die Pilze mehrere Monate. Nach dem Öffnen das Glas im Kühlschrank lagern und rasch verbrauchen. Darauf achten, dass die Pilze immer mit Öl bedeckt sind.

Varianten Steinpilze, Pfifferlinge

HAGEBUTTEN (ROSENFRÜCHTE) AB ENDE SEPTEMBER

Hagebutten sind die Früchte der Rosen. Je nach Rosenart bilden sich runde, ei- oder flaschenförmige Früchte, ebenso glattwandige und solche mit Drüsenhaaren. Auch die Farbe variiert von orangerot bis dunkelrot und mitunter sogar schwarzblau. Ich bevorzuge die Hagebutten der Hundsrose (*Rosa canina*). Jedoch können alle Hagebutten in der Küche und für Heilzwecke weiterverarbeitet werden. Bester Erntezeitpunkt ist Ende September / Anfang Oktober, wenn sie eine tiefrote Farbe haben. Nach den ersten kühlen Nächten steigt der Zuckergehalt an, bei starkem Frost werden die Früchte jedoch matschig.

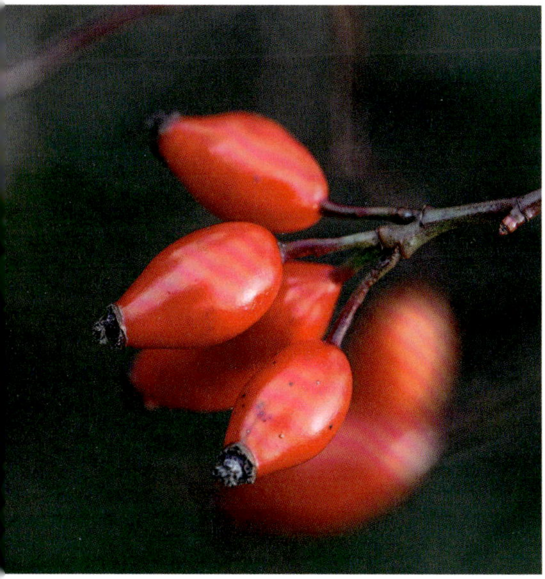

Geeignete Konservierungsverfahren

Trocknen, Dörren
Einkochen
Einlegen in Alkohol, Zucker, Essig

Hagebuttenlikör

Klassischer „Aufgesetzter"

Zutaten:

- 1 Teil brauner Kandis – 150 g
- 2 Teile Hagebutten – 300 g
- 3 Teile Kornbrand oder Wodka (37,5 % Alkohol) – 450 ml
- ½ Vanillestange

Nützliches Zubehör:

- 1 großes Ansatzglas mit Deckel

Hagebutten verlesen und mit lauwarmem Wasser waschen. Die Stielansätze und die schwarzen Kelchreste abschneiden und die Hagebutten in das Ansatzglas füllen. Den Kandis darüber streuen, die Vanilleschote zugeben und mit dem Alkohol aufgießen. Das Glas gut verschließen und in den ersten Tagen mehrmals schütteln, damit sich der Zucker gut löst. Mindestens 4–6 Wochen, besser einige Monate ziehen lassen, ehe die Früchte abgesiebt werden.

Ernten Sie Hagebutten am besten, wenn sie eine tiefrote Farbe haben.

Hagebuttentee

Fruchtiger Genuss für kalte Tage

Zutaten:

> Hagebutten

Nützliches Zubehör:

> Schraubgläser

Hagebutten waschen, Stiele und Blütenansätze abschneiden, halbieren und die Kerne mit einem kleinen Löffel entfernen. Danach trocknen. Das kann auf dreierlei Arten geschehen:

Variante 1: An der Luft trocknen Bei sonnigem Wetter mehrere Tage im Freien. Über Nacht im Haus lagern.

Variante 2: Im Backofen trocknen Backpapier auf das Blech legen und die Hagebutten einlagig auslegen. Bei nicht mehr als 50 °C trocknen. Die Backofentür einen Spalt offenlassen. Je nach Dicke der Früchte dauert der Trockenvorgang mehrere Stunden.

Variante 3: Im Dörrautomaten trocknen

Die getrockneten Hagebutten im Schraubglas aufbewahren. Sie sind bis zur nächsten Ernte und darüber hinaus verwendbar.

Zubereitung des Hagebuttentees: 1 EL Hagebuttenschalen mit 1 Tasse Wasser aufgießen. 15–20 min ziehen lassen, dann genießen.

Die Wirkstoffe der Hagebuttenschalen lösen sich auch gut in einem Kaltauzug nach einer Einweichzeit von 10–12 Std. Danach den Kaltansatz bis zum Siedepunkt erhitzen und abseihen.

Hagebuttenzucker

Aus getrockneten Hagebuttenschalen. Getrocknete Fruchtschalen (siehe Rezept für Hagebuttentee) in den Mixer geben und mit reichlich Zucker mixen. Als Tee- oder Backzucker verwenden.

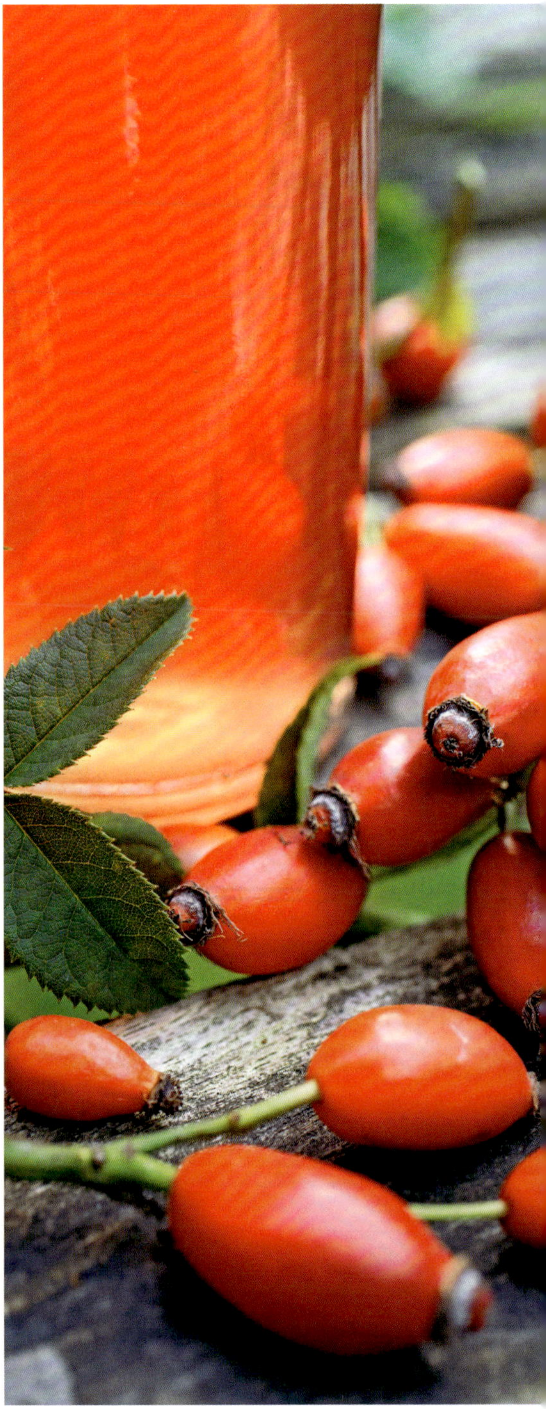

Hagebuttenpulver

Schonend zubereitet sehr Vitamin-C-haltig. Übers Müsli streuen oder in Smoothies und Getränke einrühren

Zutaten:

- Hagebutten

Nützliches Zubehör:

- Dörrautomat
- leistungsfähiger Mixer, Thermomix

Verlesene und gewaschene Hagebutten von Blüten- und Stielansatz befreien und der Länge nach aufschneiden. Die halbierten Früchte gründlich waschen und mit einem Tuch abreiben, um die juckenden Härchen zu entfernen. Die Fruchtschalen auf Roste mit Dörrfolie oder Backpapier ausbreiten und für mehrere Stunden trocknen lassen.

Wer Rohkostqualität erreichen möchte, sollte bei nicht mehr als 45 °C trocknen. Die durchgetrockneten Hagebutten im Mixer zerkleinern, bis ein feines Pulver entsteht. In kleine Gläschen abfüllen. Wenn das Pulver gut durchgetrocknet ist, ist es bis zur nächsten Ernte haltbar.

Extra-Tipp

Pragmatiker pflücken im Herbst einfach die roten Hagebutten vom Strauch und essen die Hagebutten (nach dem Entkernen) über mehrere Wochen roh und gut durchgekaut.

Hagebuttenessig

Passt gut zu Salat, Rohkost und Fisch, in kleinen Mengen zu Obstsalat

Zutaten:

- 300 g frische Hagebutten
- 600 ml Apfelessig
- 1 EL Blütenhonig
- wahlweise 2–3 Gewürznelken
- 2 cm breiter Streifen der Schale einer Bio-Zitrone

Nützliches Zubehör:

- Schraub-, Weck- oder Bügelglas

Hagebutten verlesen, waschen, die Enden der Hagebutten abschneiden, die Früchte halbieren. Die Kerne müssen nicht entfernt werden. Hagebuttenhälften in das Glas füllen, Honig, Zitronenschale und Gewürznelken zugeben und mit dem Apfelessig übergießen. Den Ansatz mindestens 2–4 Wochen ziehen lassen, gelegentlich umschütteln. Durch ein feines Sieb filtern und in eine Flasche mit Schraubverschluss umfüllen.

Hagebuttenbalsamessig

Passt gut als Topping über Salat, Rohkost, Wild, Käse, zum Verfeinern von Desserts, Eis und Eingemachtem

Zutaten:

- 300 g vollfleischige Hagebutten
- 1 Vanilleschote
- 500 ml Weißweinessig
- 2 EL Agavendicksaft

Nützliches Zubehör:

- Mixer
- Schraub-, Weck- oder Bügelglas zum Ansetzen
- kleine Fläschchen zum Abfüllen

Hagebuttenlikör schmeckt nicht nur im Herbst.

Hagebutten verlesen, waschen, Stiel- und Kelchansätze entfernen, halbieren und in das Ansatzglas füllen. Vanilleschote der Länge nach aufschneiden, in 1–2 cm große Stücke schneiden, zu den Hagebutten geben. Mit Essig auffüllen und die Mischung 3 Wochen lang verschlossen ruhen lassen. Den Ansatz in einen leistungsfähigen Standmixer füllen und mixen. Den so entstandenen noch flüssigen Fruchtbrei durch ein feines Sieb filtern. So werden die zerkleinerten Kerne zurückgehalten, gleichzeitig kann das Fruchtmus in die Flüssigkeit übergehen. Den Ansatz in einen Topf geben und ohne Deckel auf kleiner Flamme etwa ½ Std einreduzieren lassen.
Mit dem Agavendicksaft abschmecken, nochmals kräftig umrühren und in eine dekorative Flasche umfüllen.

Hagebuttenmus / Hiffenmus

Brotaufstrich, Füllung für Gebäck (Krapfen, Berliner, Plunder)

Zutaten:

- ca. 600 g frische Hagebutten
- 350 g Honig
- 1–2 Zitronen

Nützliches Zubehör:

- Flotte Lotte, Haarsieb
- kleine Schraub- oder Weckgläser

Hagebutten verlesen, waschen, Stiel- und Kelchansätze abschneiden, halbieren und die Kerne mit einem Löffel auskratzen, 500 g Fruchtschalen abwiegen. Zitronen auspressen. Die Hagebuttenschalen mit 100 ml Wasser so lange köcheln lassen, bis sie weich sind.
Um den Fruchtbrei von den Kernen zu befreien, diesen durch die Flotte Lotte drücken.
Wer ein besonders feines Mus haben möchte, kann den Brei nochmals durch ein Haarsieb streichen. Nochmals aufkochen lassen, noch heiß in saubere Gläser abfüllen und gleich verschließen. Das Hagebuttenmus ist bis zur nächsten Ernte haltbar.

Hagebuttengelee

Gut geeignet zum Füllen von Weihnachtsplätzchen, als Beilage zum Käsebuffet

Zutaten:

- 1 kg Hagebutten, vollreif, verlesen
- 1 l Apfelsaft
- Saft ½ Zitrone
- Zucker

Nützliches Zubehör:

- Passiertuch oder Sieb
- kleine Einmachgläser
- Kartoffelstampfer

Hagebutten waschen, Stiele und Kelchansätze abschneiden. Hagebutten sowie Apfel- und Zitronensaft in einen Topf geben. Auf offener Flamme zum Kochen bringen. Nach etwa 30 min sind die Hagebutten matschig. Mit einem Kartoffelstampfer zu einem Fruchtmus zerdrücken. Das Fruchtmus in ein großes Sieb oder Passiertuch füllen, über einen Topf hängen und über Nacht den Saft abtropfen lassen.
Der so gewonnene Saft hat eine Menge von rund 400 ml. Nun die gleiche Menge an Zucker hinzufügen. Fruchtsaft-Zucker-Gemisch unter Rühren erhitzen, 7–8 min köcheln lassen, Schaum mit der Kelle abschöpfen. Gelierprobe durchführen. Noch heiß in vorbereitete Gläschen abfüllen.
Das Gelee ist problemlos bis zur nächsten Ernte haltbar.

BROMBEERE – AUGUST BIS NOVEMBER

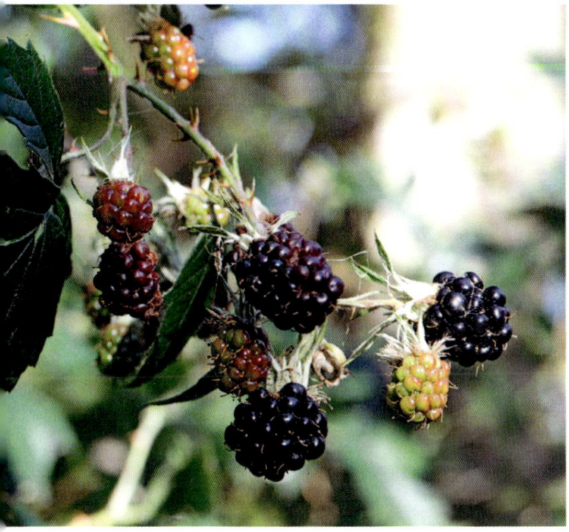

Achten Sie auf die Stacheln, wenn Sie Brombeeren ernten.

Brombeeren wachsen schon seit Jahrtausenden in den Wäldern Europas, und bereits in der Jungsteinzeit wurden sie von unseren Vorfahren zur Bereicherung des Speiseplans gesammelt.
Wilde Brombeeren haben kleinere Früchte als die Kultursorten im Garten, aber einen aromatischeren Geschmack. Dieser variiert von süß-säuerlich bis hin zu aromatisch – von einigen wird er als beerig-waldig bezeichnet. Ernten Sie vorzugsweise ganz ausgereifte – also blauschwarze – Beeren, denn nur diese haben das volle Aroma. Suchen Sie an Waldrändern, auf Wiesen- und an Waldwegen, denn in den tiefen Wäldern ist das Dickicht oft undurchdringlich und man verfängt sich leicht mit der Kleidung in den Stacheln.
Brombeeren punkten mit Calcium, Provitamin A, B-Vitaminen, Vitamin C, Eisen, Mangan sowie sekundären Pflanzenstoffen wie etwa den farbgebenden Anthocyanen. Die dunkelgrünen, gezackten oder gefiederten Blätter werden im Herbst meist nicht abgeworfen. Kräuterkundige wissen, dass die Blätter entzündungshemmende, durchfallhemmende und magenberuhigende Eigenschaften haben und als Tee aufgebrüht werden können.

Brombeeressig aus vollreifen Früchten

Passt zu allen Salaten

Zutaten:

- 500 g Brombeeren
- 500 ml Weinessig oder Apfelessig (siehe Seite 35, 73)
- ½ TL braunen Zucker

Nützliches Zubehör:

- Ansatzglas
- Filter
- kleine Flaschen mit Verschluss

Brombeeren waschen, sortieren und in ein geeignetes Gefäß schichten, sodann mit dem Essig vermischen und den braunen Zucker untermischen. Das Gefäß einige Wochen verschlossen lagern, immer wieder einmal durchschütteln. Danach den Essig filtern, in Flaschen abfüllen und dunkel lagern. So hält er viele Monate.

Brombeeren im eigenen Saft einkochen

Zum Füllen von Pfannkuchen, für Desserts

Zutaten:

- Brombeerfrüchte
- 2 EL Zucker pro 500 g Glas (optional)

Nützliches Zubehör:

- Trichter
- Einmachgläser
- Einkochtopf, Einkochautomat

Nur Brombeeren ohne Schadstellen sammeln. Die Früchte waschen, auf Küchenkrepp abtropfen lassen. Die Früchte mithilfe eines Trichters locker in die Gläser einfüllen. Wenn beim Einkochvorgang eine ausreichend hohe Temperatur (Kerntemperatur von mindestens 80 °C) erreicht wird, braucht es nicht zwingend die Zugabe von Zucker.
Aus Geschmacksgründen kann jedoch etwas Zucker zugegeben werden. Twist-off-Gläser locker verschließen, Weckgläser mit Gummi und 2 Klammern versehen und entweder in einem ausreichend großen Kochtopf einkochen oder im Einkochautomaten bei 90 °C 30 min lang pasteurisieren, damit die Früchte im Kern eine Temperatur von 80 °C erreichen.
Twist-off-Gläser erst nach dem Herausnehmen aus dem Topf fest verschließen.
Die Beeren halten auch ohne Zuckerzugabe mindestens 1 Jahr.

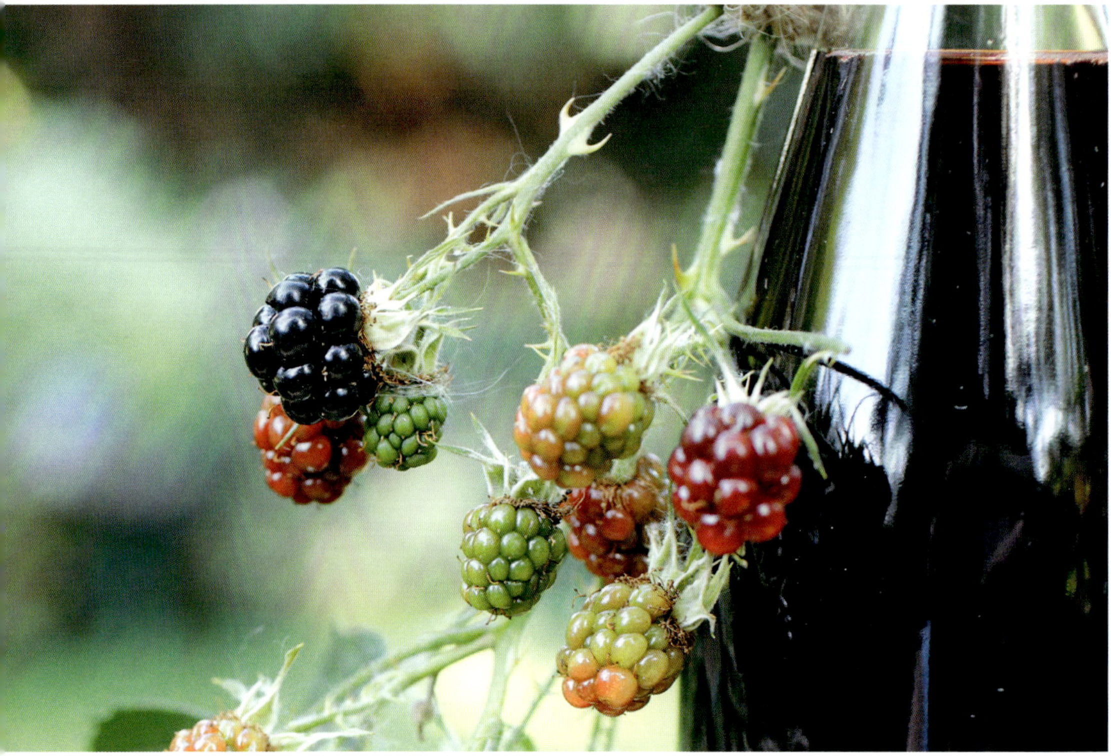

Brombeersaft hilft bei Hals- und Rachenentzündungen.

Brombeer-Honig-Butter

Mitbringsel für den Brunch, Brotaufstrich

Zutaten:

- 1 Bio-Orange
- 250 g Brombeeren
- 3 EL flüssiger Honig
- ¼ TL gemahlener Zimt
- 150 g weiche Butter

Nützliches Zubehör:

- Pürierstab
- kleine Einmachgläser

Orange waschen, trockenreiben und die Schale fein abreiben. Brombeeren verlesen, waschen und abtropfen lassen. Brombeeren fein pürieren und mit Honig und dem Saft der Orange in einen Topf geben. Unter Rühren erhitzen, dann mehrere Minuten einkochen, bis die Masse dickflüssig ist. Vom Herd nehmen und auskühlen lassen. Brombeermasse mit Orangenschale und Zimt unter die Butter schlagen, bis diese cremig wird. Brombeerbutter in saubere Gläser füllen und verschließen.

Kühl gelagert ist die Butter mehrere Wochen haltbar.

Fruchtleder aus Brombeeren

Gummibärchenersatz, schmeckt sehr fruchtig

Zutaten:

- 500 g Brombeeren
- 50 g Honig, optional

Nützliches Zubehör:

- Backpapier oder Silikonfolie
- Dörrgerät oder Backofen
- Haushaltssieb
- Marmeladengläser

Gezupfte Brombeeren verlesen, sorgfältig waschen. Zusammen mit dem Honig im Mixer pürieren. Das Mus in eine große Pfanne geben und bis zum Köcheln erhitzen. 5 min weiter köcheln und aufsteigenden Dampf entweichen lassen. Das Backpapier auf einem Backblech ausbreiten. Das Brombeermus durch ein Sieb streichen und auf das Backpapier oder die Silikonfolie gießen. Die Masse gleichmäßig verteilen, so dass eine Höhe von etwa ½ cm entsteht.

Je nach Hitzeeinwirkung (optimal sind Temperaturen zwischen 50 und 70 °C) dauert der Trockenvorgang mehrere Stunden. Zum Trocknen entweder einen Dörrautomaten oder den Backofen nutzen. Das Fruchtleder ist fertig, wenn es eine fest-zähe Konsistenz hat, aber kaum noch am Backpapier anklebt. Mit der Schere oder dem Pizzaschneider in feine Streifen schneiden, die Streifen mit dem Backpapier aufrollen und in den Gläsern aufbewahren. Das verhindert klebrige Finger beim Herausnehmen.

Fruchtleder ist einige Monate haltbar.

Varianten Himbeeren, Heidelbeeren

Brombeer-Holunder-Gelee

Fruchtig süß-säuerlicher Geschmack mit dunkelroter Farbe

Zutaten:

- 300 g Brombeeren
- 300 g Holunderbeeren
- einige Spritzer Zitronensaft
- 250 g Zucker
- 10 g Apfelpektin

Nützliches Zubehör:

- Küchensieb
- kleine Marmeladengläser

Beeren vom Stiel befreien, waschen und in einen Topf geben.

Etwas Wasser (100 ml) hinzugeben, damit nichts anbrennt. Die Beeren kochen,

bis sie ihre feste Konsistenz verlieren. Nun durch ein Sieb in eine Schüssel abseihen, damit die Steinkerne der Holunderbeeren zurückbleiben. Zurückbleibendes Fruchtmus mit einem Kochlöffel durchdrücken.
Saft und Fruchtmark in einen Topf geben, Zitronensaft, Zucker und Pektin hinzufügen, unter Rühren 3–4 min sprudelnd kochen lassen. Eine Gelierprobe durchführen, noch heiß in kleine Gläser abfüllen.Kühl gelagert ist das Gelee mindestens bis zur nächsten Ernte haltbar.

Brombeersaft

Schmeckt verdünnt als Erfrischungsgetränk, angewärmt ist er hilfreich bei Hals- und Rachenentzündungen

Zutaten:

- Brombeeren und Wasser im Verhältnis 1:1
- pro Kilogramm Frucht 1 Bio-Zitrone, in Scheiben geschnitten
- pro l Fruchtsaft 500 g Zucker (kann bei ausreichend hoher Einkochtemperatur reduziert werden oder wegfallen)

Nützliches Zubehör:

- Küchensieb
- Trichter
- Saftflaschen

Gezupfte Brombeeren waschen, in eine große Schüssel geben. Wasser und Zitronenscheiben hinzufügen, die Mischung mit den Händen zerdrücken. Ein Küchenhandschuh ist hier von Vorteil, da die Farbstoffe die Haut färben.
Das Fruchtwasser rund 12 Std ziehen lassen. Danach erneut mit den Händen durchkneten. Das Fruchtwasser durch ein Sieb geben, zurückbleibendes Fruchtmus mit einem Löffel durchdrücken. Saft in einen Topf geben, pro l Fruchtsaft 500 g Zucker zufügen. Noch heiß in saubere Flaschen abfüllen, fest verschließen.
Kühl gelagert ist der Saft bis zur nächsten Ernte haltbar.

Brombeeressig aus unreifen Früchten (Ende Oktober, November)

Fruchtiger Essig für Blattsalate

Zutaten:

- 1 Teil unreife rote Brombeeren, geerntet im November
- 1 Teil Wasser
- 1 Teil Wein- oder Apfelessig
- etwas brauner Zucker
- etwas Salz

Nützliches Zubehör:

- Gläser oder Flaschen mit Deckel

Im November hängen vielfach noch rote Früchte am Strauch, die jedoch nicht mehr voll ausreifen. Diese ernten und verlesen. Brombeeren im Essig-Wasser-Sud zusammen mit den Gewürzen kurz aufkochen. Noch heiß in saubere Gläser oder Flaschen abfüllen, sofort verschließen und die Gläser kalt stellen.
Die Früchte müssen immer mit der Flüssigkeit bedeckt sein, dann ist der Essig auch mehrere Wochen oder Monate haltbar.

Geeignete Konservierungsverfahren

Früchte, Blätter (Ernte im Frühjahr): Trocknen, Dörren
Früchte: Einkochen
Früchte: Einlegen in Essig, Zucker, Alkohol

LÖWENZAHN (WURZELN) OKTOBER, NOVEMBER

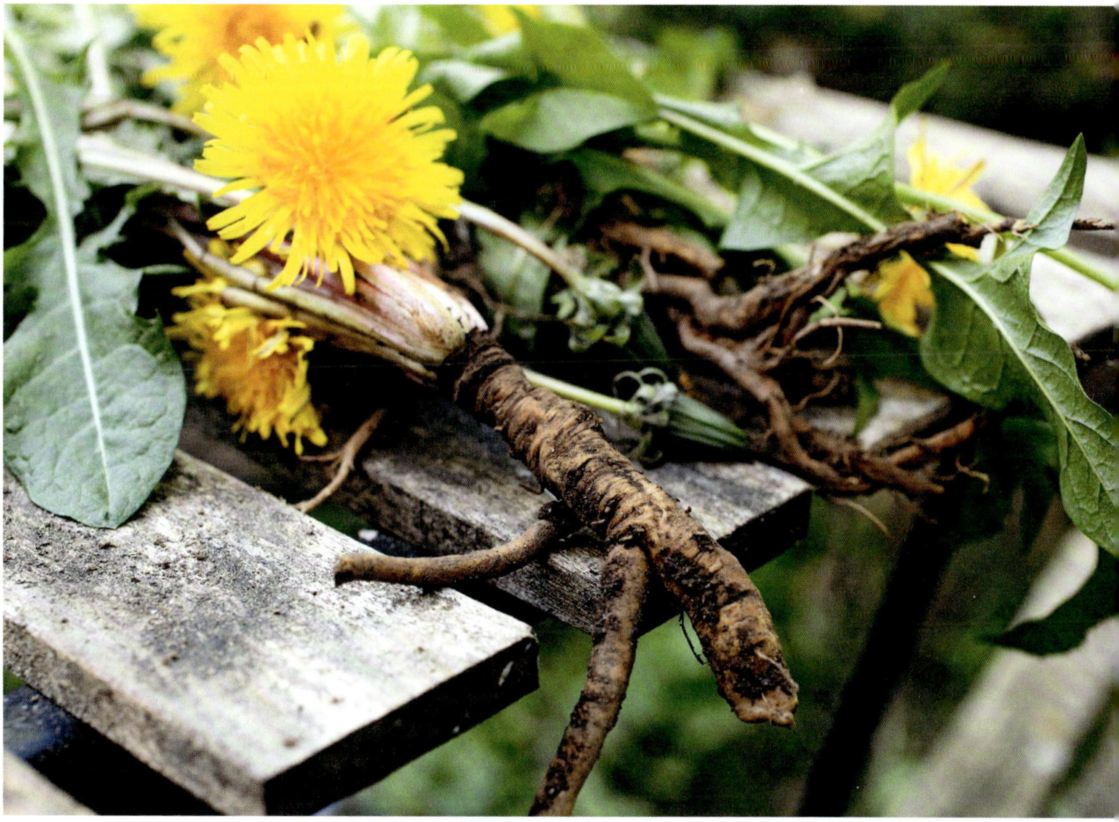

Löwenzahnwurzeln bieten sich zum Trocknen und Dörren an.

Wurzeln von Nutzpflanzen werden seit jeher als Nahrung und für die Gesundheit genutzt. Sobald sich die Pflanzen langsam zur Winterruhe zurückziehen, beginnt die Wurzelzeit. Die Monate Oktober und November sind perfekt für die Ernte geeignet. Neben Kohlenhydraten hat die Löwenzahnwurzel noch einiges zu bieten: Eiweiß, Mineralstoffe, Vitamine, Inulin, Schleimstoffe und Bitterstoffe. Das Graben von Wurzeln klappt gut mit einem Wurzelstecher oder Spaten, denn die kräftige Pfahlwurzel kann sich schon mal bis zu 20 cm tief in die Erde bohren. Doch empfiehlt es sich, immer ein Stück der Wurzel in der Erde zurückzulassen.

So besteht die Chance, dass sich daraus eine neue Pflanze entwickeln kann.
In der Küche ist eine Wurzel- oder Gemüsebürste hilfreich, um anhaftende Erde zu entfernen. In dünne Scheiben geschnitten, ergeben die Wurzelstücke einen angenehm bitteren Tee, der der Leber und allgemein der Verdauung auf Trab hilft.

Geeignete Konservierungsverfahren

Trocknen, Dörren
Einlegen in Alkohol

Löwenzahnwein aus Wurzeln

Fruchtig-aromatischer Wein mit feinen Bitterstoffen, der den Magen und die Verdauung stärkt

Zutaten:

- 100 g frische / 50 g getrocknete Löwenzahnwurzeln
- 750 ml Weißwein
- 40 ml weißer Rum
- 60 g Rohrzucker

Nützliches Zubehör:

- großes Ansatzglas
- Haarsieb
- kleine Flaschen zum Abfüllen

Gereinigte Löwenzahnwurzeln in kleine Stücke schneiden und in das Ansatzglas füllen. Weißwein, Rum und Rohrzucker zugeben und das Glas verschließen. Da die Wurzelstücke aufschwimmen, das Glas täglich schütteln. Nach 8 Tagen die Wurzeln abfiltern, in Flaschen umfüllen und verschließen.
Der Wein ist mehrere Monate haltbar.

Löwenzahn-„Kaffee“

Malzig-bittere koffeinfreie Alternative zu Kaffee

Zutaten:

- Löwenzahnwurzeln, frisch gegraben

Nützliches Zubehör:

- Kaffeemühle
- Gläser mit Deckel

Löwenzahnwurzeln waschen, in 1–2 mm dicke Scheiben schneiden und in einer Pfanne ohne Öl rösten, bis sie dunkelbraun, aber nicht schwarz sind. Nach der Röstung die Wurzelstückchen rund 1 Woche an der Luft trocknen. Die gerösteten Wurzeln mit einer Kaffeemühle mahlen und den Kaffee-Ersatz in Gläser umfüllen.

Rezept: Für 1 Tasse Löwenzahn-„Kaffee“ 2 TL Wurzelpulver mit kaltem Wasser aufsetzen, zum Kochen bringen und zugedeckt 10 min ziehen lassen. Danach abseihen, und schon ist der Ersatzkaffee trinkfertig.

WACHOLDER – OKTOBER BIS DEZEMBER

Der Gemeine Wacholder, regional auch Kranewitt oder Reckholder genannt, wächst auf der nördlichen Erdhälfte als immergrüner, meist aufrechter oder kriechender Strauch oder auch kleiner Baum. Von den Niederungen bis in Höhen von 2500 m kann man ihn auf Heiden, Sandfluren, Magerwiesen und lichten Nadelmischwäldern finden. Er braucht viel Licht, ist wärmeliebend, aber frosthart. Wacholder steht unter Naturschutz, die „Beeren" dürfen aber gepflückt werden. An dem Zypressengewächs wachen zunächst beerenähnliche Zapfen, die noch grün sind. Erst im zweiten oder dritten Vegetationsjahr reifen sie zu voller Größe heran und bilden dunkelblaue Beeren (botanisch Zapfen), die mit einer Wachsschicht überzogen sind. Sie bestehen zu einem Zehntel aus Harzen und enthalten ätherisches Öl, daher ist ihr Duft und Geschmack kräftig würzig und frisch-harzig. Die Beeren werden auch in der Medizin gebraucht, denn sie regen die Nierentätigkeit und die Verdauung an. Die stechend-steifen Nadeln des Wacholders sind jedoch ziemlich wehrhaft, weshalb Sie beim Ernten Handschuhe tragen sollten. Das Holz wird vielfach zum Räuchern von Fleisch und Schinken verwendet.

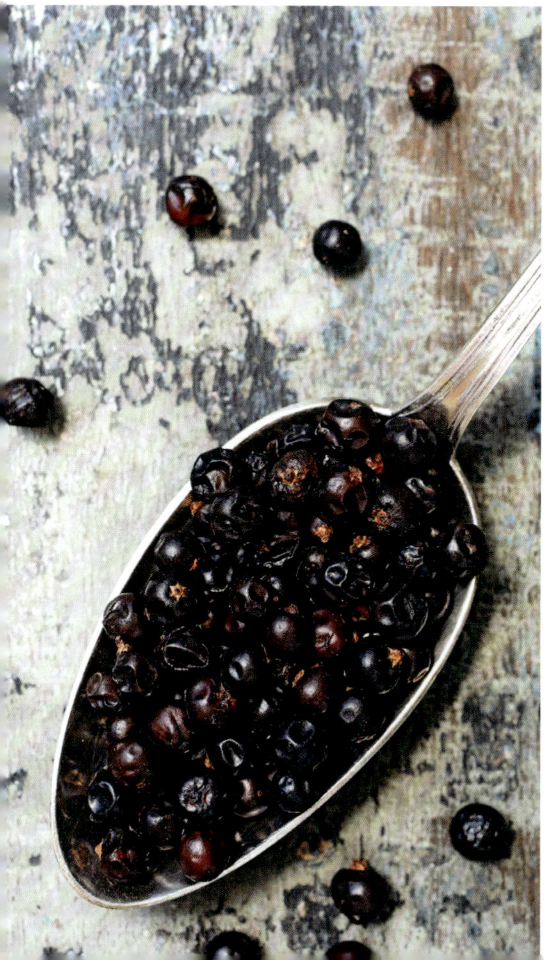

Geeignete Konservierungsverfahren

Trocknen, Dörren
Einlegen in Fett, Alkohol

Getrocknete Wacholderbeeren werden in der Küche und wegen ihrer Wirkung auf Verdauung und Nieren geschätzt.

Getrocknete Wacholderbeeren

Ideale Würze für Sauerkraut, kräftige Suppen und Eintöpfe sowie Wildgerichte

Zutaten:

- Wacholderbeeren

Nützliches Zubehör:

- Braunglas, Schraubgläser mit Deckel

Geerntete Wacholderbeeren auf einem Tuch auslegen und verlesen. Braune oder löchrige Beeren aussortieren. Ein dunkler, warmer Raum, der regelmäßig belüftet wird, ist ideal zum Trocknen. Der komplette Trockenvorgang kann bis zu 3 Wochen in Anspruch nehmen.

Die getrockneten Beeren in einem dunklen Glas aufbewahren. Werden sie trocken gelagert, sind sie bis zur nächsten Ernte und darüber hinaus haltbar. Mit zunehmender Lagerdauer lässt jedoch die Qualität der Inhaltsstoffe, insbesondere der ätherischen Öle, nach. Insgesamt hat das getrocknete Gewürz jedoch ein intensiveres Aroma als frische Beeren.

Variante Wacholder-Gewürzmischung für Fleischgerichte: Zu gleichen Teilen getrocknete Wacholderbeeren, schwarzen Pfeffer, weißen Pfeffer, grünen Pfeffer und Piment mischen und in ein Glas füllen. Erst kurz vor der Verwendung mörsern und zum Würzen von Steaks oder Gulasch verwenden.

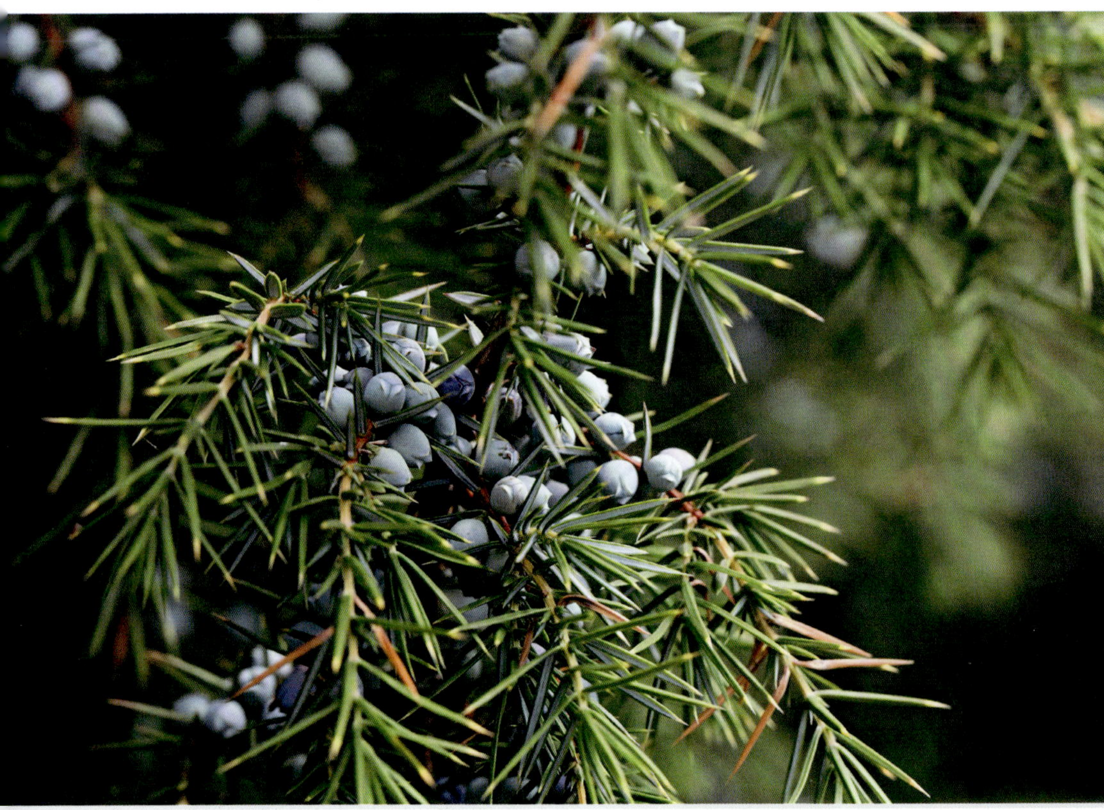

Wehrhaft: Tragen Sie beim Ernten der Wacholderbeeren Handschuhe.

Extra-Tipp

Wacholderbeeren erst kurz vor der Verwendung in einem Mörser anquetschen – dann entfalten sie ihr Aroma am besten

Wacholder-Gewürzbutter

Zum Aromatisieren von Wildfleisch, gebratenem Fisch

Zutaten:

- 100 g Butter
- 12 Wacholderbeeren
- 1 Lorbeerblatt
- 1–2 Nelken
- 1 Zeste einer Bio-Orangenschale, getrocknet
- Salz

Nützliches Zubehör:

- Mörser

Butter im geheizten Raum weich werden lassen. Die Gewürze im Mörser möglichst fein zermahlen. Mit einem Schneebesen alle Zutaten gut vermengen und mit Salz abschmecken. Die Butter zu einer Rolle formen und im Kühlschrank kalt stellen. Haltbarkeit: 2–3 Wochen.

Variante Statt Lorbeeren, Nelken oder Orangenschale die Wacholderbeeren mit Rosmarin oder Majoran kombinieren.

Gin – Schnaps mit Wacholderbeeren

Digestif nach einer üppigen Mahlzeit

Zutaten:

- 1 l Korn oder Wodka
- 10 g Wacholderbeeren
- 1 Kardamomkapsel
- 2 g Fenchelsamen
- 1 kleines Stück Zimtrinde
- 1 Stück Bio-Zitronenschale

Nützliches Zubehör:

- 1 Ansatzglas
- Sieb
- Flaschen mit Korken oder Schraubverschluss

Gewürze in einem Pfännchen ohne Fett kurz anrösten, bis sie anfangen zu duften. Abgekühlte Gewürze in das Ansatzglas füllen, mit dem Schnaps übergießen. Kräftig durchschütteln und für mindestens 2 Wochen im Keller ruhen lassen. Gewürze durch ein feines Sieb abseihen und in die Flaschen abfüllen. Haltbarkeit mehrere Monate.

Wacholderlikör

Digestif zur Verdauungsförderung

Zutaten:

- 40 Wacholderbeeren, frisch gemörsert
- 1 l Obstbrand
- 300 – 350 g Rohzucker, braun

Nützliches Zubehör:

- Mörser
- Ansatzglas
- Sieb
- Flaschen zum Abfüllen

Wacholderbeeren in das Ansatzglas füllen, mit Zucker und Obstbrand auffüllen, mindestens 6 Wochen bei Zimmertemperatur ziehen lassen (in der Zwischenzeit verfärbt sich der klare Obstbrand goldbraun), dann die Beeren absieben. Im nächsten Schritt den fertigen Likör in Flaschen umfüllen. Kühl und dunkel gelagert ist der Wacholderlikör mehrere Monate haltbar.

Variante Berberitzenlikör: reife Beeren vom Stiel befreien, abwaschen, abtropfen lassen. Eine Vanilleschote, Beeren, Zucker und Kornbrand ansetzen, rund 2 Monate stehen lassen, das Glas öfter schütteln, dann abseihen und umfüllen.

SCHLEHE – NOVEMBER, DEZEMBER

Die Schlehe (auch Schlehdorn oder Schwarzdorn genannt) nutzen die Menschen seit der Steinzeit. Der sparrig-dornenreiche Strauch gilt als Stammform von Pflaume und Zwetschge. Schlehen bilden mittelhohe Hecken, gerne zusammen mit Hundsrosen oder Weißdorn. Sowohl Blüten als auch Früchte können für Heil- und Küchenzwecke genutzt werden. Die kleinen weißen Blüten eignen sich zum Trocknen als Teeaufguss, zur Blutreinigung bei Hautkrankheiten und rheumatischen Beschwerden.
Die Früchte schmecken roh zusammenziehend. Sie werden nach den ersten Nachtfrösten am besten mit Handschuhen geerntet, denn zum einen haben die Dornen ein Verletzungspotential und zum anderen neutralisiert sich nach Frosteinwirkung der herb-zusammenziehende Geschmack etwas. Schlehenfrüchte enthalten gesunde Farbstoffe (Anthocyane), viele Vitamine (A, B_1, B_2, B_6) sowie Pektin und Gerbstoffe. Reife Früchte eigenen sich zur Herstellung von Fruchtaufstrichen, Likören oder Obstwein, unreife Früchte können wie Oliven eingelegt werden.

Geeignete Konservierungsverfahren

Einkochen, Entsaften
Einlegen in Salz oder Alkohol
Einfrieren

Schlehen in Salzlake

Oliven des Nordens

Zutaten:

- 250 g unreife Schlehen, frisch gepflückt
- Wasser zum Auffüllen
- Meersalz oder Steinsalz
- wahlweise Gewürze (1 Lorbeerblatt, 1 Gewürznelke, 1 kleiner Rosmarinzweig)

Nützliches Zubehör:

- großes Marmeladenglas

Schlehen gründlich mit lauwarmem Wasser abwaschen und in ein sauberes Ansatzglas / Marmeladenglas geben. Nach Gusto ein Lorbeerblatt oder eine Nelke bzw. ein Rosmarinzweig dazugeben. Naturbelassenes Salz hinzugeben. Als grober Richtwert hat sich 1 gestrichener EL Salz auf 100 ml Wasser bewährt. Dann das Glas mit Wasser auffüllen, bis die Schlehen bedeckt sind. Eine Fermentation findet bei diesem hohen Salzgehalt nicht mehr statt, eher ein Pökelvorgang. Die Schlehen 2–3 Wochen in der Lake ziehen lassen. Zum Verwenden mit einem sauberen Löffel entnehmen, Schlehenfrüchte in klarem Wasser wässern. Abtropfen und trocknen lassen.
Wie Oliven beispielsweise zu Salaten verwenden.
Solange die Schlehenfrüchte mit Salzlake bedeckt sind, sind sie mehrere Wochen haltbar.

Variante Unreife Kornelkirschen

Schlehenfeuer / Schlehenlikör

Edler Tropfen für kalte Winterabende

Zutaten:

- 1 kg Schlehen, verlesen und gewaschen
- 2 Flaschen Branntwein, ca. 36 % Alkohol
- Abrieb von 3 Bio-Orangen
- 2 Vanilleschoten
- 2 Zimtstangen
- 500 g brauner Kandiszucker

Nützliches Zubehör:

- großes Ansatzglas

Schlehen in eine große Schüssel geben und mit den Händen kräftig durchkneten, damit die Fruchtschalen aufplatzen. Dazu Einmalhandschuhe tragen, da die Schlehen kräftig färben. Den so entstandenen Fruchtbrei in das Ansatzglas füllen, den Abrieb der Orangen sowie die Zimtstangen zugeben, Vanilleschoten der Länge nach aufschneiden und zufügen, mit Weinbrand auffüllen. Den Inhalt gut umrühren. Den Ansatz 2 Monate durchziehen lassen, ehe er genossen wird. Haltbar ist der Likör mindestens bis zur nächsten Ernte.

Schlehensaft

Zubereitung nach althergebrachter Methode

Zutaten:

- 1 kg Schlehenfrüchte
- 1½ l Wasser
- 100 g Zucker
- Zitronensaft (optional)
- Zimt (optional)

Nützliches Zubehör:

- Passiertuch
- Saftflaschen

Verlesene und gewaschene Schlehen in einen großen Topf geben. In einem weiteren Topf Wasser aufkochen und über die Schlehen gießen, bis sie bedeckt sind. Nach 24 Std das Wasser abseihen, es jedoch auffangen und nicht verwerfen.

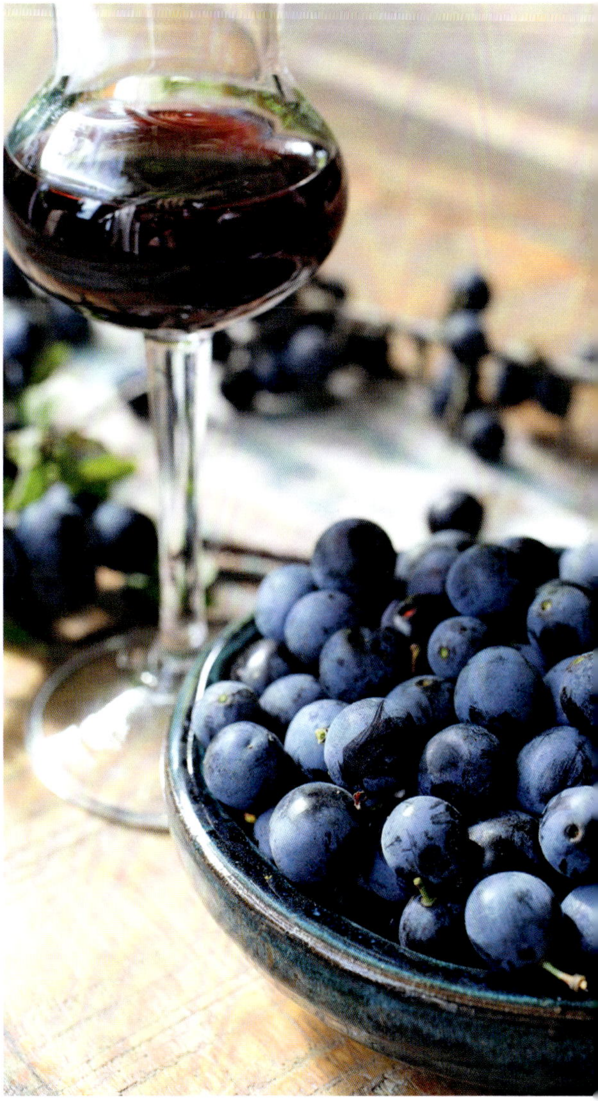

Ein Klassiker: Schlehenlikör.

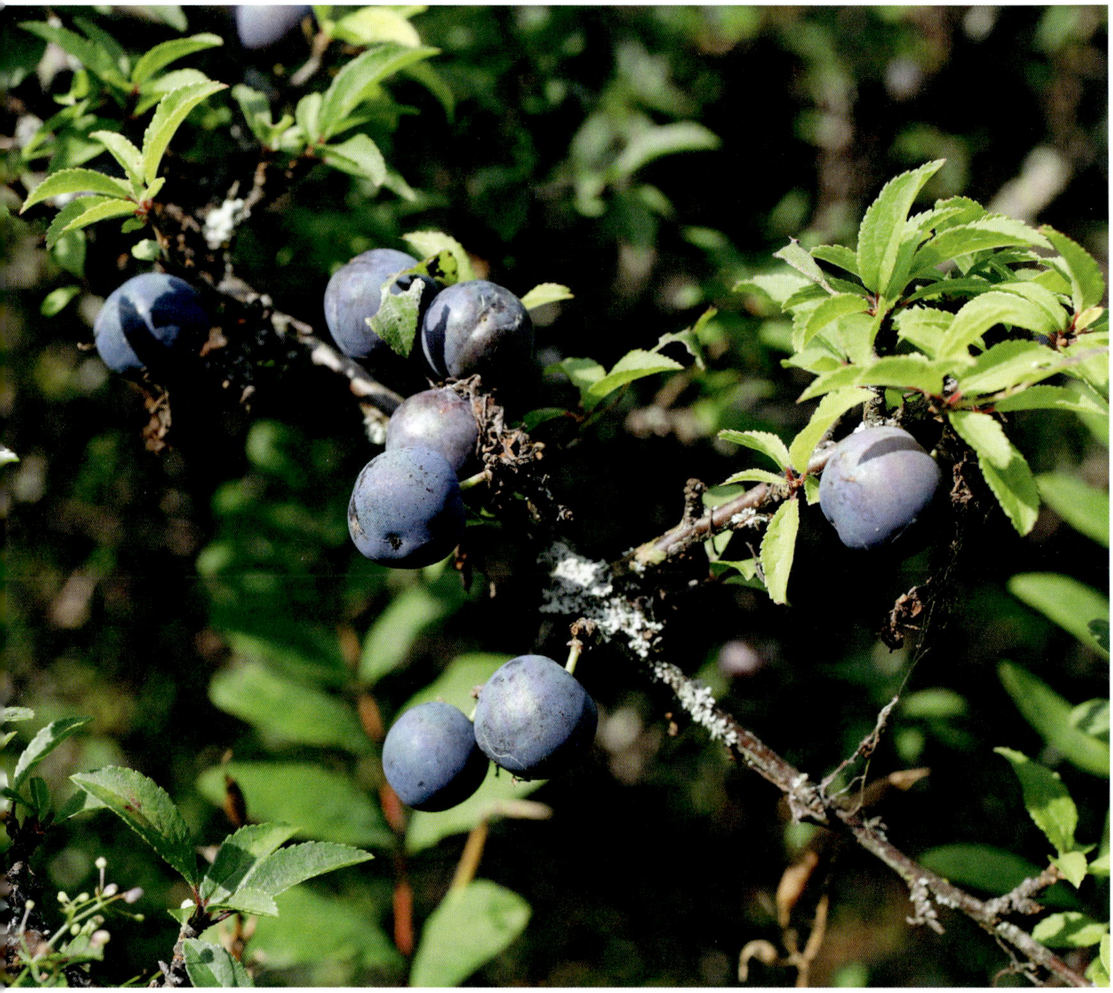

Schlehen werden nach den ersten Nachtfrösten gesammelt

Dieses Wasser wieder aufkochen und erneut über die Schlehen geben. Nach weiteren 12 Std wieder abgießen, das abgegossene Wasser wieder aufkochen und erneut über die Schlehen gießen. Nach weiteren 12 Std kann der entstandene Saft durch ein Passiertuch oder großes Sieb gegossen und in Flaschen gefüllt werden. Zur besseren Haltbarkeit kann der Schlehensaft nochmal aufgekocht und heiß in ausgekochte Flaschen gegossen werden. Sofort verschließen, damit sich ein Vakuum bilden kann. So hält der Saft bis zur nächsten Ernte.

Variante Schlehenfrüchte in einen Topf geben, rund 4 cm Wasser einfüllen, zum Kochen bringen bis die Früchte aufplatzen, abseihen, in Flaschen umfüllen und ggf. 30 min bei 80 °C nachpasteurisieren.

Schlehenmarmelade

Fruchtig-herber Aufstrich auf Croissant oder Baguette

Zutaten:

- ca. 1400 g Schlehen
- 500 g Äpfel, fein gerieben
- 750 g Zucker
- Abrieb von ½ Bio-Orange
- Zimt nach Belieben

Nützliches Zubehör:

- kleine Einmachgläser
- Kartoffelstampfer

Schlehen verlesen, waschen, abtropfen lassen. Schlehen mit etwas Wasser in einem Topf aufkochen, bis sie weich werden. Mit einem Kartoffelstampfer die Früchte zerdrücken, anschließend durch ein Passiersieb streichen, damit die Kerne entfernt werden können.

Das so entstandene Mus hat ein Gewicht von rund 1 kg. Äpfel schälen und fein reiben. Zusammen mit dem Schlehenmus in einen Topf geben, den Zucker und die Gewürze darüberstreuen und etwa 10 min köcheln lassen. Noch heiß in kleine Gläser mit Schraubdeckel abfüllen.

Kühl und dunkel gelagert ist die Marmelade viele Monate haltbar.

Schlehengelee

Zum Aufstreichen aufs Brötchen, oder zum Abrunden von Bratensoßen

Zutaten:

- 500 g Schlehen
- 1 kleine Birne
- 5 cm Vanilleschote, aufgeschlitzt
- 500 g Gelierzucker 2:1
- 1–2 EL Zitronensaft

Nützliches Zubehör:

- kleine Twist-off- oder Weckgläschen

Gewaschene Schlehen, in Würfeln geschnittene Birne und Vanilleschote in einen Topf geben, etwas Wasser hinzugeben, so dass nichts anbrennt, und die Zutaten 15 min köcheln lassen. So platzen die Früchte auf und dunkelroter Zellsaft tritt aus. Das Fruchtmus durch ein Sieb streichen, um die Kerne abzutrennen. Nochmals abwiegen und die entsprechende Menge Zucker (je nach Geschmack bis zu 500 g) und Zitronensaft hinzugeben, nach Packungsanweisung köcheln lassen und eine Gelierprobe machen. Noch heiß in kleine Gläschen abfüllen, sofort verschließen.

Kühl und dunkel gelagert halten die Gläschen rund 1 Jahr.

Extra-Tipp

Den herben Saft mit Wasser oder Apfelsaft verdünnen und als Erfrischungsgetränk verwenden. Pur sind einige Löffel davon hilfreich bei Erkältungskrankheiten, Mund- und Rachenentzündungen, Blasenentzündungen und zur Stärkung des Immunsystems.

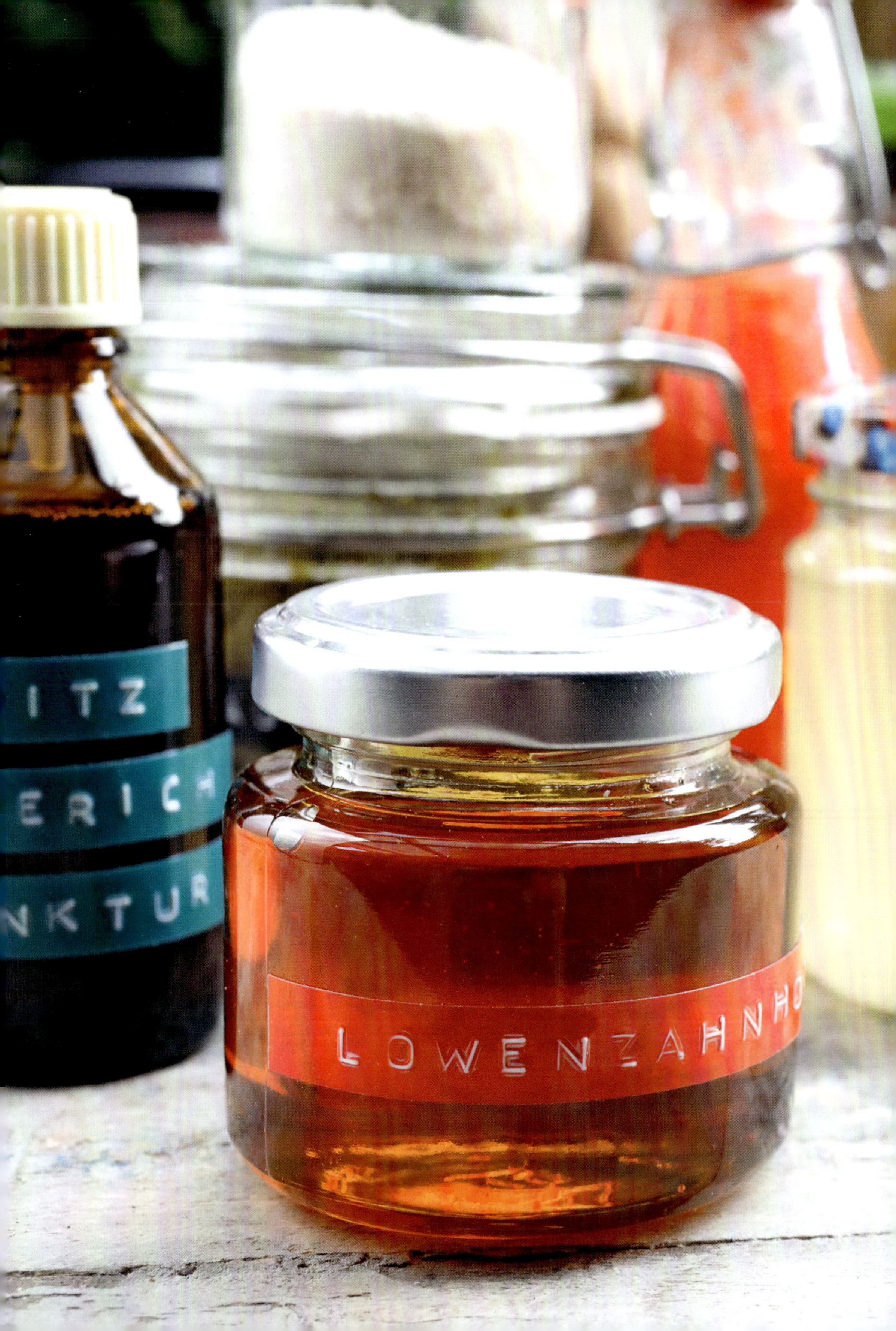
ITZ
ERICH
NKTUR
LOWENZAHNHO

SERVICE

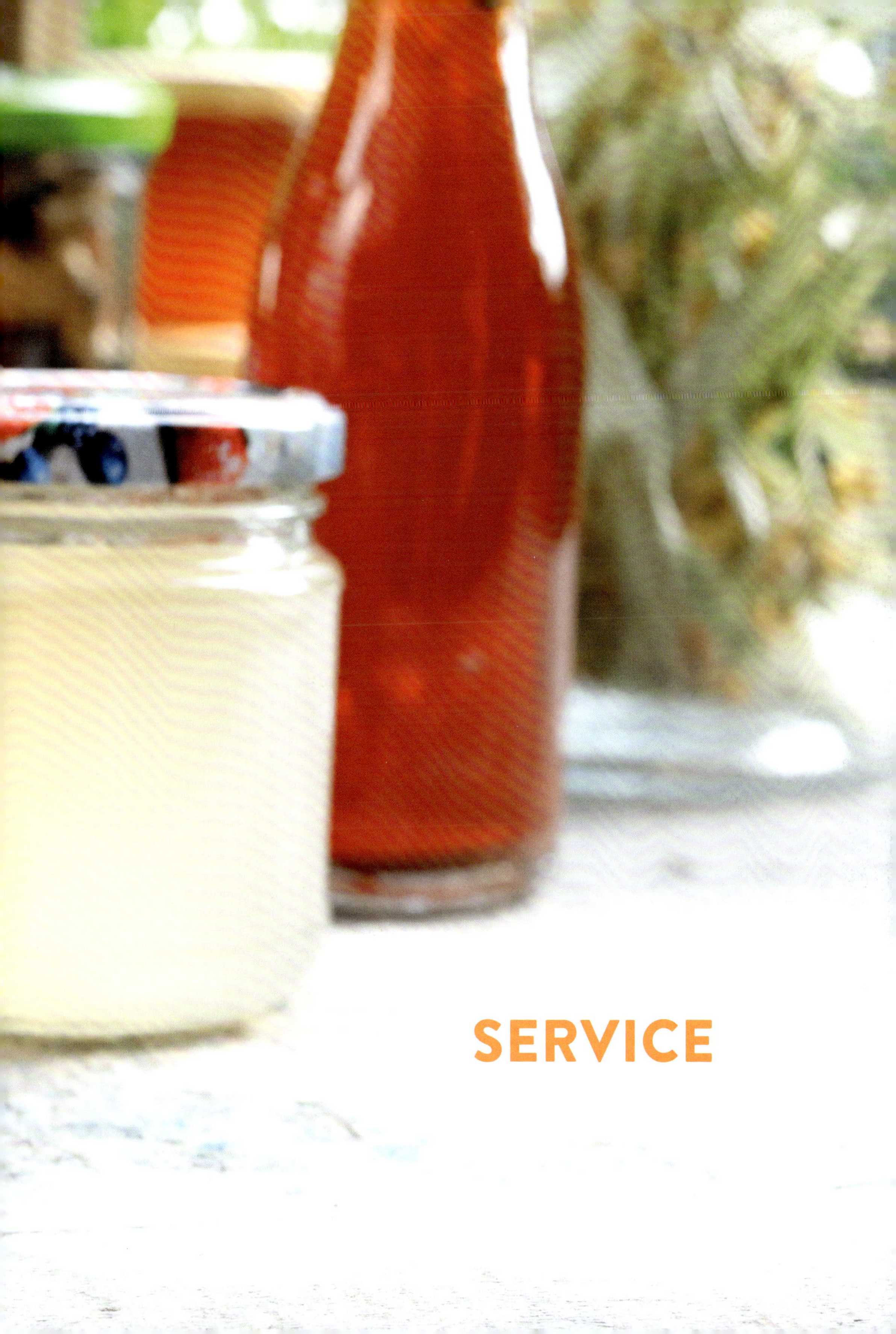

REGISTER

DIE AUTORIN

Claudia Ritter ist Heilpraktikerin mit eigener Naturheilpraxis in Weiden, ganzheitliche Ernährungsberaterin, Autorin mehrerer naturheilkundlicher Bücher und Mitglied der Kommission E, einer Sachverständigenkommission für pflanzliche Arzneimittel. Schwerpunkte ihrer Praxis sind Erkrankungen des Immunsystems und hormonelle Störungen. Weitere Informationen zu Veröffentlichungen und Behandlungsoptionen finden Sie unter: www.heilpraktikerin-ritter-claudia.de. Für den Verlag Eugen Ulmer schrieb sie bereits „Heilpflanzen – Signatur und Botschaft", „Hexenkräuter", „Ingweröl", „Pflanzliche Antibiotika selbst gemacht", „Heilpflanzenkraft gegen Viren", „Immunsystem stärken mit Heilpflanzen aus Natur und Garten" und „Bitterstoffe".

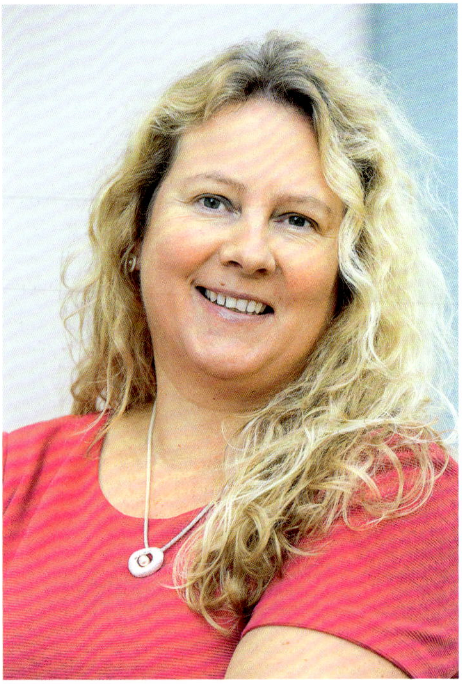

BILDQUELLEN

Alle Fotos und das Titelfoto stammen von Heike Schmidt-Röger, mit Ausnahme der folgenden:
Preiselbeere S. 96: Regina Franke
Porträtfoto Autorin: Anja Winkler, Weiden

IMPRESSUM

Hinweise

Anmerkung zur Schreibweise (Gendering) der weiblichen, männlichen und unbestimmten Form: Gendergerechtigkeit und Inklusion sind bei uns gelebte Praxis – bei der Auswahl unserer Themen, bei der Recherchearbeit, in der Gestaltung. Unsere Texte meinen alle. Damit unsere Inhalte jedoch gut lesbar bleiben, verzichten wir in diesem Werk auf die jeweilige Mehrfachnennung oder Anpassung der Schreibweise bestimmter Bezeichnungen an die weibliche, männliche oder diverse Form.

Das medizinische Wissen ist einem ständigen Wandel unterworfen. Die in diesem Buch gezeigten Empfehlungen, Möglichkeiten und Hinweise basieren sowohl auf altem traditionellem Heilwissen der Volksheilkunde als auch auf neuen Ergebnissen aus der Forschung. Jedem Leser wird geraten, alle verfügbaren Informationen zur Gesetzeslage und zu Behandlungsstandards zu recherchieren. Dieses Buch ersetzt keine medizinische Diagnose und Behandlung. Für Angaben zu Anwendung, Dosierung und Applikationsform kann weder von der Autorin noch vom Verlag eine Gewähr übernommen werden. Empfohlene Medikamente, Nahrungsergänzungsmittel, Medizinprodukte sowie Nahrungsmittel und Arzneipflanzen dürfen bei bekannter Überempfindlichkeit und Unverträglichkeit gegenüber den angegebenen Wirkstoffen oder einem der sonstigen Bestandteile nicht eingenommen werden. Von den in diesem Buch empfohlenen Produkten und Präparaten profitieren weder die Autorin noch der Verlag durch Nennung oder Verkauf. Sofern eingetragene Warenzeichen, Gebrauchsnamen oder Handelsnamen verwendet werden, gelten die entsprechenden Schutzbestimmungen (auch wenn diese nicht als solche gekennzeichnet sind).
Die Gedanken, Methoden und Anregungen in diesem Buch stellen die Meinung beziehungsweise die Erfahrung der Verfasserin dar. Sie wurden von der Autorin nach bestem Wissen erstellt und mit größtmöglicher Sorgfalt geprüft. Fehler sind jedoch nie vollständig auszuschließen. Eine Garantie für die Richtigkeit der Angaben kann daher nicht gegeben werden. Autor wie Verlag können aus keinem Rechtsgrund für eventuelle Nachteile, Unfälle oder Schäden, die etwa aus in diesem Buch gegebenen praktischen Hinweisen resultieren, eine Haftung übernehmen.

Bibliografische Information der Deutschen Nationalbibliothek
Die Deutsche Nationalbibliothek verzeichnet diese Publikation in der Deutschen Nationalbibliografie; detaillierte bibliografische Daten sind im Internet über http://dnb.d-nb.de abrufbar.

Wollgrasweg 41, 70599 Stuttgart (Hohenheim)
E-Mail: info@ulmer.de
Internet: www.ulmer.de

Projektleitung: Antje Munk
Lektorat: Regina Franke
Herstellung: Stephanie Haun
Umschlaggestaltung: Antje Warnecke, norden-design.de
Satz: www.redsign.de, Stuttgart
Reproduktion: time:ray, Jettingen
Druck und Bindung: Westermann Druck, Zwickau
Printed in Germany

ISBN 978-3-8186-1941-1

FSC www.fsc.org MIX Papier | Fördert gute Waldnutzung FSC® C110508

HIER KÖNNEN SIE WEITERLESEN

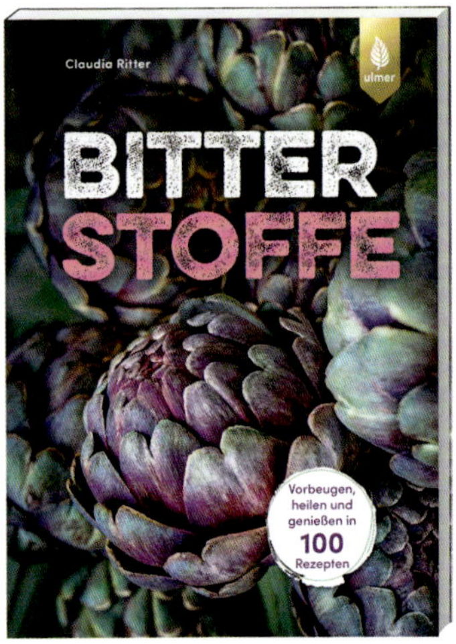

Bitterstoffe. Vorbeugen, heilen und genießen in 100 Rezepten. Für Stoffwechsel, Darm und Immunsystem. Claudia Ritter. 2023. 128 S., 64 Farbfotos, kart. ISBN 978-3-8186-1929-9

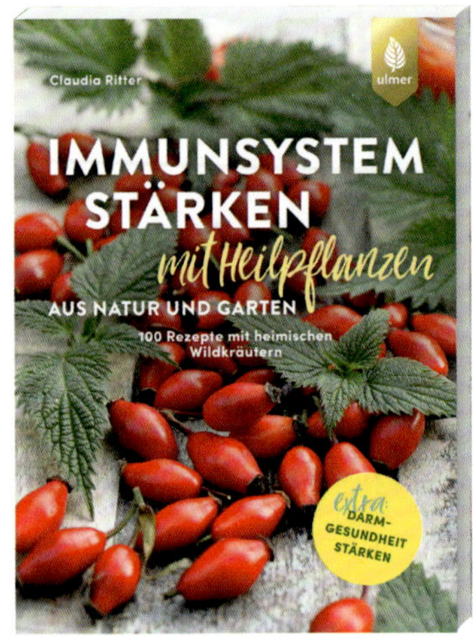

Immunsystem stärken mit Heilpflanzen aus Natur und Garten. 100 Rezepte mit heimischen Wildkräutern, Beeren und Nüssen. Extra: Darmgesundheit stärken. Claudia Ritter. 2022. 136 S., 60 Farbfotos, kart. ISBN 978-3-8186-1631-1

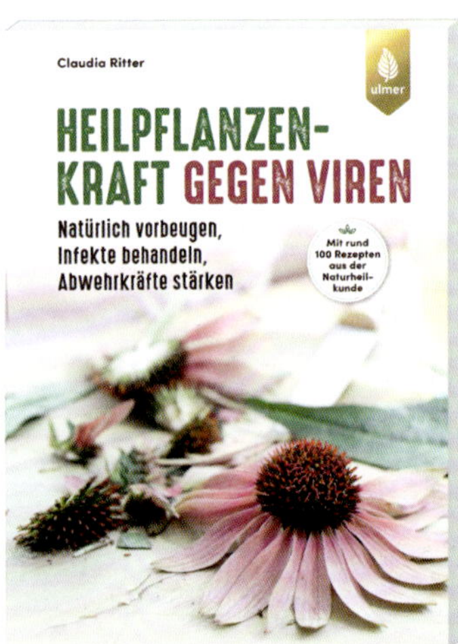

Heilpflanzenkraft gegen Viren. Natürlich vorbeugen, Infekte behandeln, Abwehrkräfte stärken. Mit rund 100 Rezepten aus der Naturheilkunde. Claudia Ritter. 2020. 128 S., 67 Farbfotos, kart. ISBN 978-3-8186-1320-4.

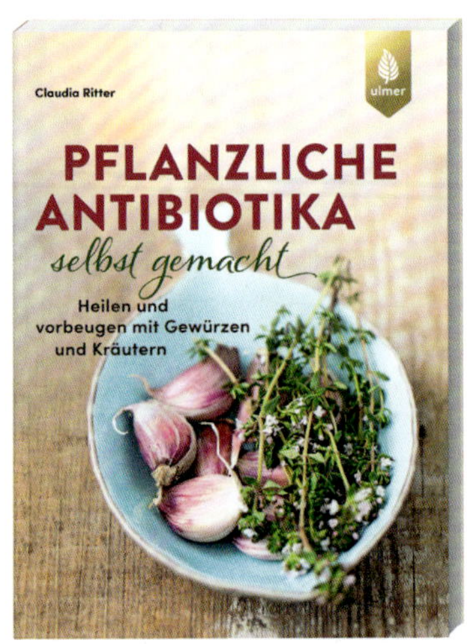

Pflanzliche Antibiotika selbst gemacht. Heilen und vorbeugen mit Gewürzen und Kräutern. Claudia Ritter. 2., aktualisierte Auflage 2021. 144 S., 75 Farbfotos, Klappenbroschur. ISBN 978-3-8186-1361-7